60歳で腸は変わる

長生きのための新しい腸活

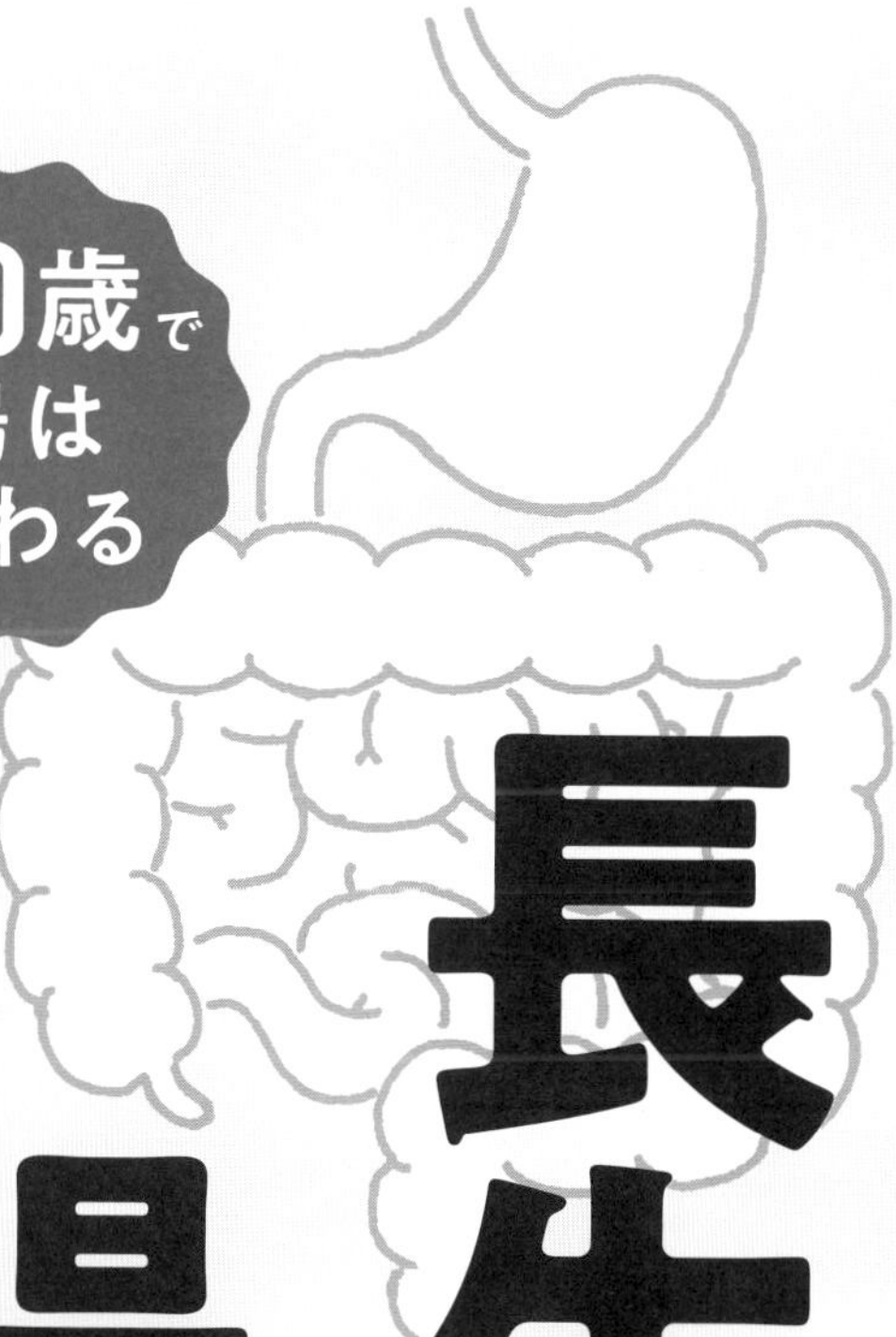

江田 証 EDA AKASHI

はじめに

〝自分の寿命は自分で決められる。〟
今やそんな夢のような話が、現実のものになりつつあります。

これまで長生きといえば、遺伝子によってあらかじめ決められたものだと考えられてきました。しかし、最新の遺伝子解析によって、長寿と深く関わるようなものは確認されませんでした。さらに日本人の2人に1人が罹患し、死因のトップとなっているがんでさえ、遺伝の要素はたった5%しかなかったのです。

では私たちの寿命や健康を左右するものは何でしょうか。
それは「腸」です。

長寿の町として知られる京丹後市の百寿者をはじめ、健康で長生きをしている方は、一様に腸内環境が整った「長生き腸」の持ち主でした。

さらに腸の専門医である私は、長年の研究により、すべての人に共通する5つの長生きのための腸内細菌を突き止めました。

腸を整える「腸活」の要《かなめ》は食事です。腸の中に棲む、「ご長寿菌」をはじめとした腸内細菌を生かすのも殺すのも、私たちが口にする食べ物次第。

すなわち、毎日の食生活次第で自分の寿命を延ばすことも、逆に短くしてしまうこともできる、というわけです。


残念ながら、年齢とともに体力や見た目が変化するように、腸も何もしなければ60歳を過ぎた頃から老化が始まります。しかし、腸の細胞の入れ替わりはとても早く、いつからでも手遅れということはありません。最短1カ月で長生き腸を手にいれることも不可能ではないのです。

本書では、現代医学で証明された「長生きのための腸活」をあますことなくお伝えしていきます。

これからの人生の相棒として、本書をお役立ていただければ幸いです。

あなたの腸は「長生き腸」? それとも「老いる腸」?

あなたの日々の行動は、長生きできる腸をつくっているのか、
全身の老化を早める腸を招いているのか確認してみましょう。

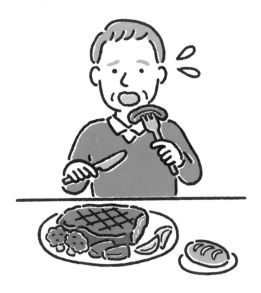

\ 老いる! /

筋肉をつけるため、
無理をしてでも
お肉をたくさん食べる

＼長生き！／

毎日の食事では、
体に合う海藻のおみそ汁や
豆腐をよく食べる

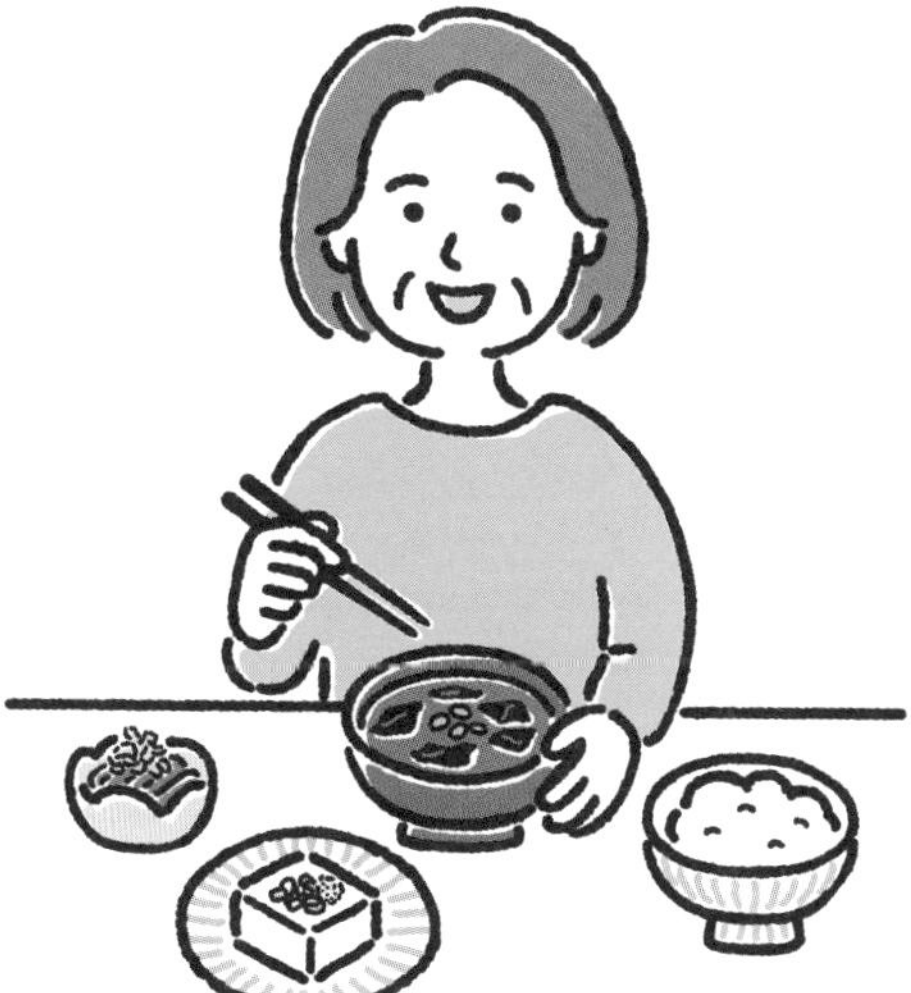

＼老いる!／

手軽でおいしい
ラーメンを
食べがちだ

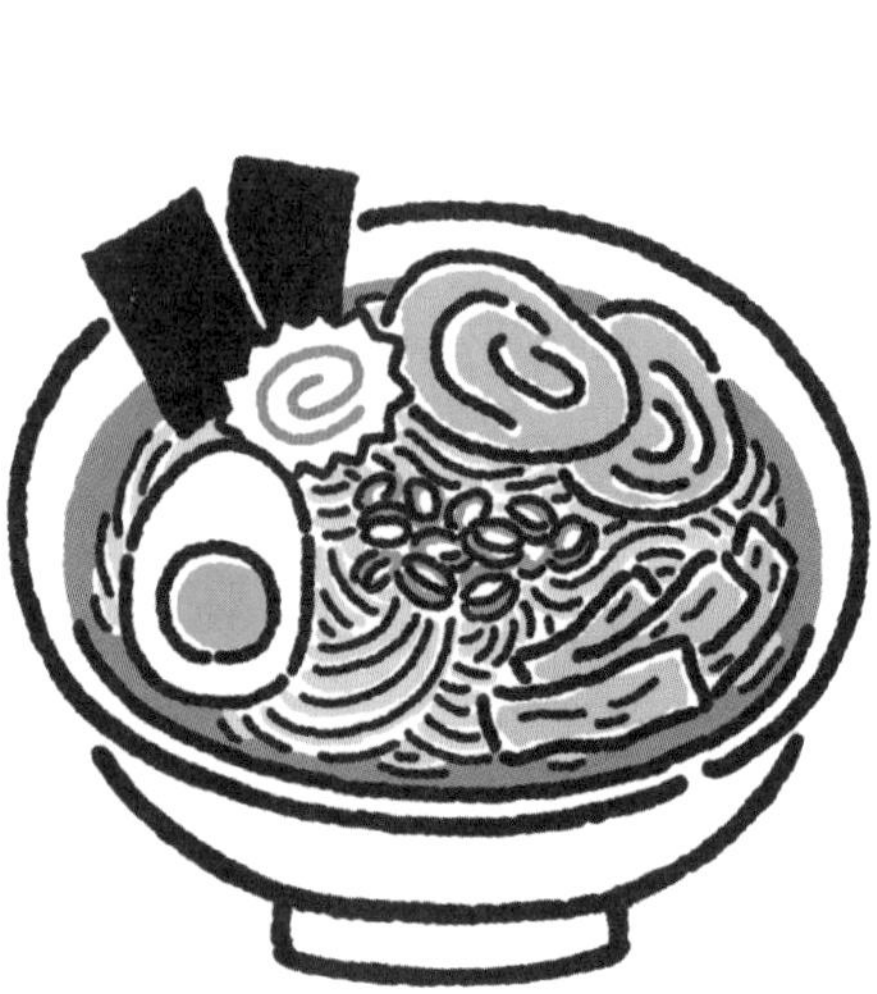

\ 長生き! /

外食は
もっぱら和食だ

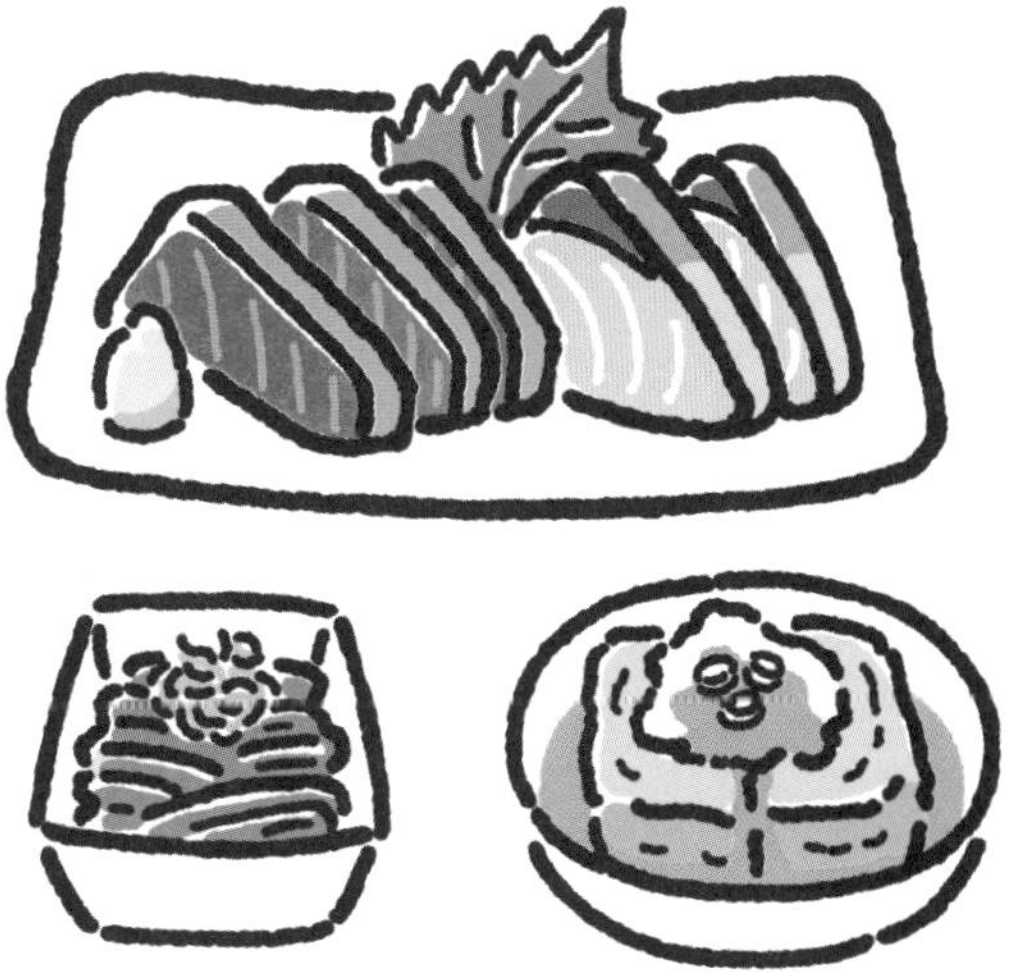

\ 老いる! /

風邪のときは
早く治したいので、
抗生物質を
処方してもらう

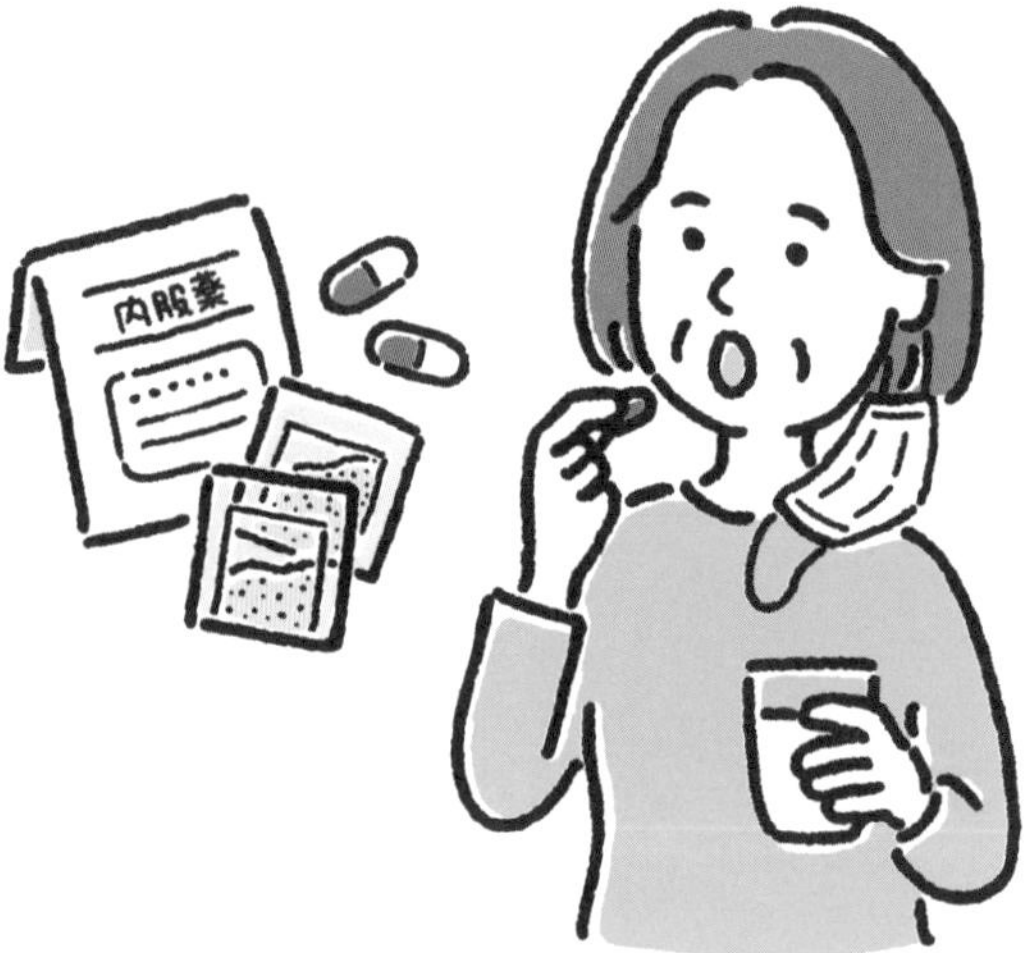

＼長生き！／

熱を伴わないような
軽めの風邪なら、
薬に頼らず
様子を見る

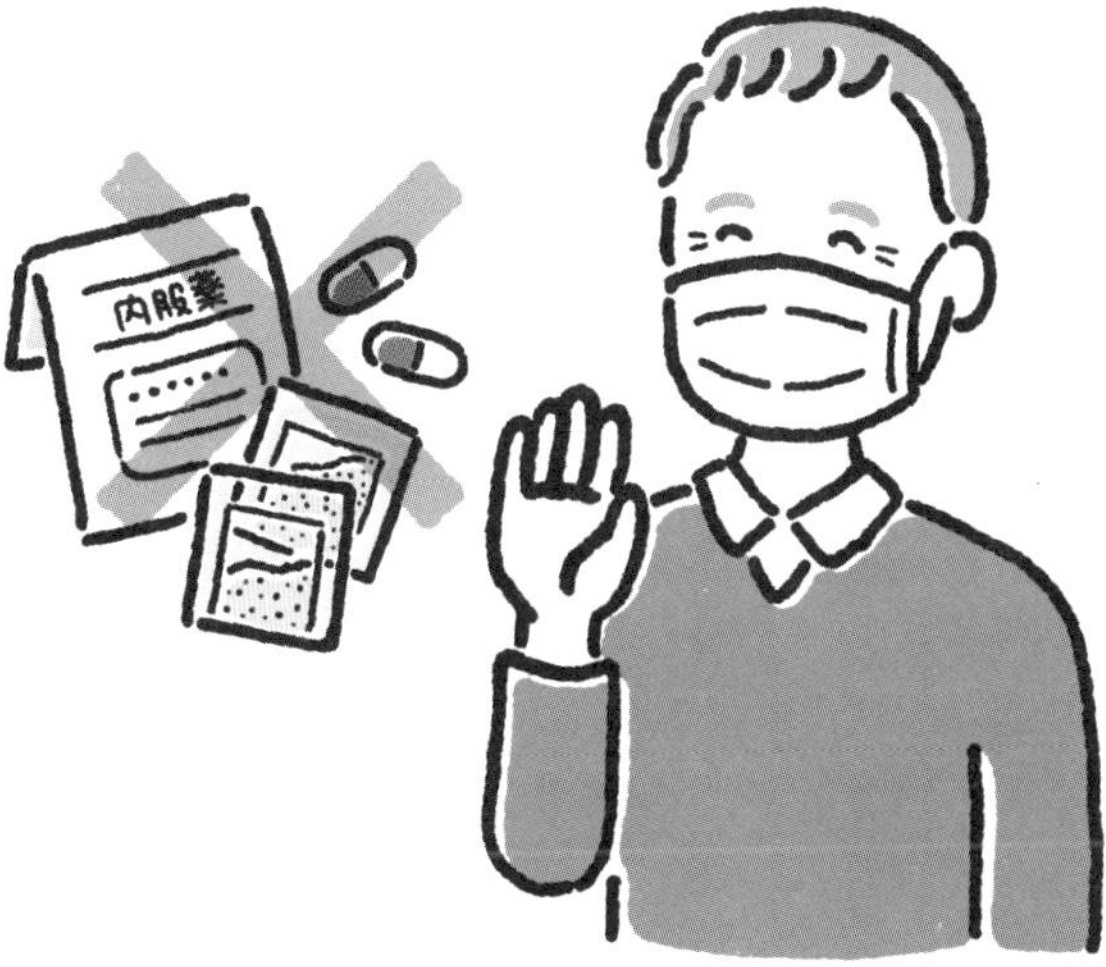

ほかにもこんな習慣が、腸を老けさせます！

こんな習慣が腸を老けさせる！

江田式腸健康診断表

- □ 野菜をあまり食べない
- □ 海藻や大豆はほぼ食べない
- □ 麺類ばかり食べている
- □ 水よりもジュースやスポーツ飲料をよく飲む
- □ アルコールを週４日以上飲む
- □ 脂っこい食事が好き
- □ 日本食より洋食を食べる割合が高い
- □ タバコを吸う
- □ 抗生物質をよく飲む
- □ 必要もないのに、強い胃酸を抑える薬を飲んでいる
- □ １日６時間以上座っている
- □ 運動をしていない

0～3個当てはまる

長生きできる「長生き腸」です！ この本を読んで、より健康長寿を目指しましょう。

4～6個当てはまる

黄色信号です。苦手な食べ物や運動不足は克服しましょう。

7～9個当てはまる

寿命を縮める「老いる腸」である可能性大！ 今すぐ生活習慣の改善を。

10個以上当てはまる

すでに、さまざまな不調が出てきているはず。生活習慣の改善とともに、自分が抱えている不調はどんなものか自覚し、この本を読んで解消を。

「腸」が私たちの長生きのカギを握っているのをご存知でしょうか。「長生き腸」、つまり長生きできる腸とは、「善玉菌」が多く、多様な菌が腸内で共存している状態です。それぞれに役割を持った菌がたくさん棲んでいることで、腸内は若々しく、健やかに保たれます。

一方、「老いる腸」とは菌の種類が少なく、その中でも「悪玉菌」と呼ばれる菌が多い状態。腸内環境が悪いことで、腸が炎症を起こしたり病気になったり、ひどい場合は腸を通して毒素が全身を巡ったりして、寿命を縮めてしまいます。「長生き腸」をつくるために私たちができることは、何といってもまずは「食事に気をつけること」。よい菌を育てるのも、悪い菌を増やしてしまうのも、私たちが口にする食べ物次第です。食事によって長寿に関わる「ご長寿菌」を育てることが、長生きへの一番の近道です。

この本では、どんな「ご長寿菌」がいるのか、それらを育てるための食事法をメカニズムとともに解説します。さらに食生活以外にも長生き腸をつくるための生活習慣もご紹介します。また、年齢を重ねると気になってくる病気についても腸との関係という視点から詳しくご説明していますので、毎日の腸活にお役立ていただければ幸いです。右のリストの結果が悪かった人はもちろん、よかった人も、今まで以上に腸内環境を整えて、ともに長生きを目指していきましょう！

目次

2章 5大ご長寿菌とその育て方

このご長寿菌を増やそう

3章 長生きする食習慣とアイデアレシピ

ご長寿菌を増やすレシピ

4章 気になる病気と腸の関係

5章 長生き腸をつくる生活習慣

1章

知っておきたい腸のしくみと役割

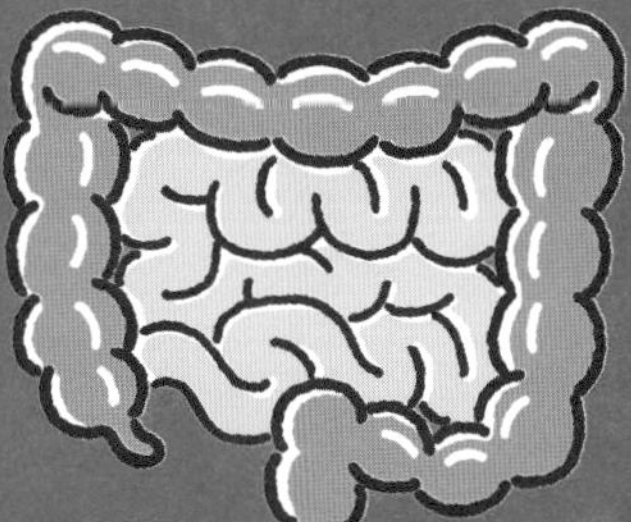

栄養素の吸収や排泄だけじゃない!? 腸は長生きにも大きく関係している

ヒトの体は食べ物を取り込むと、各消化器官でバラバラに分解し（消化）、腸から栄養素を取り込みます（吸収）。そして、吸収しきれなかった残りカスを腸内でまとめて便にして排泄します。ここまでが、みなさんがよくイメージされる「腸の役割」です。しかし、腸の役目はこれだけにとどまりません。

腸は心と体、脳にも作用し、人の寿命にまで密接に関わっているのです。

その端的な例を挙げましょう。

多くの人が経験する身近な不調、「便秘」。実は、便秘を放っておくと寿命が短くなる、という驚きの研究報告があります。

「慢性的な便秘がある」と答えた６２２人（平均年齢59歳）と、「便秘ではない」と答えた３３１１人（平均年齢53歳）の、その後の15年間を追跡したアメリカ・メ

便秘の有無とその後15年間の生存率

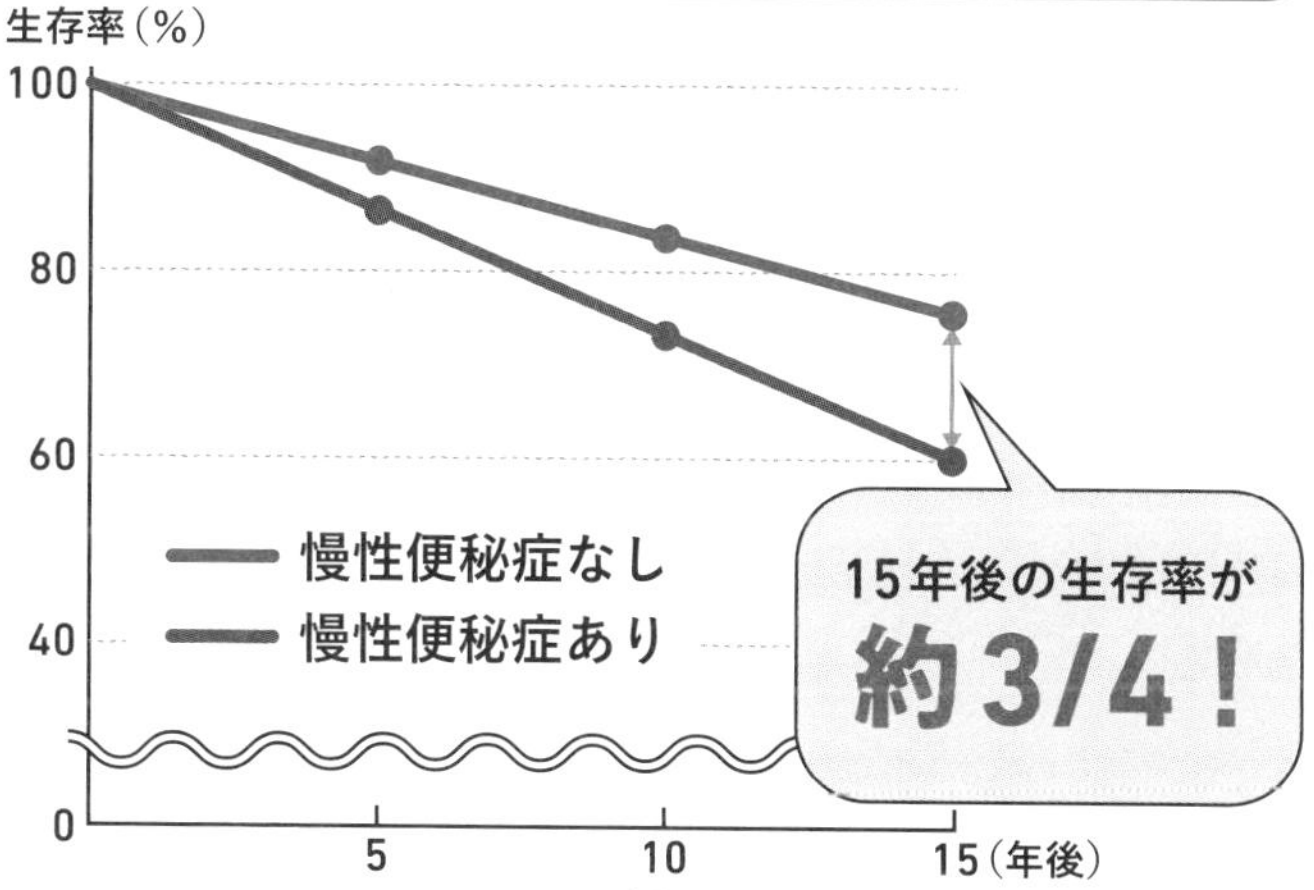

出典：Chang JY, et al. Am J Gastroenterol, 2010

イヨー医科大学の調査によると、**「便秘がある」と答えたグループは、そうでないグループより15年後の生存率が約4分の3と低かった**のです。

この事実だけを見ても、腸が長生きに直接結びついていることがおわかりになると思います。

また、長年の長寿研究により、腸の強い人が長生きをしているという新事実も明らかになってきました。

健康長寿が多い地域の高齢者においては、次のような特徴がありました。

①腸内細菌の中で、悪玉菌が少ない

②大腸がんが少ない

③血管年齢が若い
④認知症患者が少ない

その中で、まずは①と②に注目してみましょう。「健康長寿者の腸内には悪玉菌が少なく、大腸がんも少ない」ということは、すなわち腸そのものが健康であることを表しています。

そして腸が健康だと、動脈硬化といった血管の老化を抑え、腸から脳へ病気が伝播するリスクが下がります。その結果として、③血管年齢が若く、④認知症患者が少ないということにつながるのです。

最近では、腸は血管や脳のみならず、体の各臓器と神経やホルモンなどのネットワークを通じて連携し合っていることや、体にいい腸内細菌がさまざまな病気を防いでくれることもわかってきました。つまり、**生きるも死ぬも腸次第、長生きの秘密は「腸」にあった**のです。

特に脳とは密接な関係で、感覚神経・運動神経の一つである「迷走神経」を通じて連絡を取り合う間柄であることがわかっています。たとえば、「うつ」「イライラ」「無気力」といった心の問題も、実は多くのケースで腸が関係しています。近年ではこれらの主張を裏付ける研究結果やデータも次々と出されています。

よく「心と体はつながっている」といいますが、心（脳）がストレスを感じると腸内環境が乱れるだけでなく、腸内環境が悪化すると心（脳）にマイナスの影響がおよぶのです。このため、**腸は「第二の脳」とも呼ばれます。**

もちろん、脳だけでなく、全身の病気にも腸が深く関係しています。腸内の悪玉菌が増えると、がんやアレルギー、感染症の原因になることがあります。また、肩こり、腰痛、冷え性など病気とまではいえないようなものまで、体の不調はもれなく腸につながっているといっても過言ではありません。

心と体のバランスを取り、健康を守りながら元気で長生きするには、腸内環境にアプローチし、腸の整え方をマスターすることが大切です。

では、「長生きできる『長生き腸』」と、「病気を引き起こし、寿命を縮める『老いる腸』」とは、それぞれどのような状態でしょうか。

詳しくはこれからお話ししていきますが、「長生き腸」とはP23の上の図のような状態です。このような腸を保ち続けるためには、腸にいいことをすること、つまり「腸活」が欠かせません。そして**私たちができる最大の腸活は、食事を中心に**

生活習慣を見直すことです。食事では、体にいい菌を直接取り入れたり、体にいい菌が育つよう、菌のエサとなる食品を摂ったりすることが大切です。

今こそ「長生きのための腸活」に取り組み、健康長寿を手に入れましょう。そうすれば、病気のない健康体を手に入れて長生きできるだけでなく、見た目の若々しさも、健やかな心も手にすることができます。腸は細胞の入れ替わりが早いため、最短1カ月で体の変化を感じられるのも嬉しいポイントです。

まずは、正しい腸活をよりよく理解するために、次から「腸のしくみ」を詳しく見ていきましょう。

《 長生きできる「長生き腸」》

・快便である（腸の収縮が活発に起こり、腸内に毒素をため込まない）
・善玉菌のほか、菌の多様性が保たれており、悪玉菌が少ない
・腸表面がたっぷりの粘液で覆われ、腸を守るバリア機能が働いている
・腸に隙間がなく、丈夫

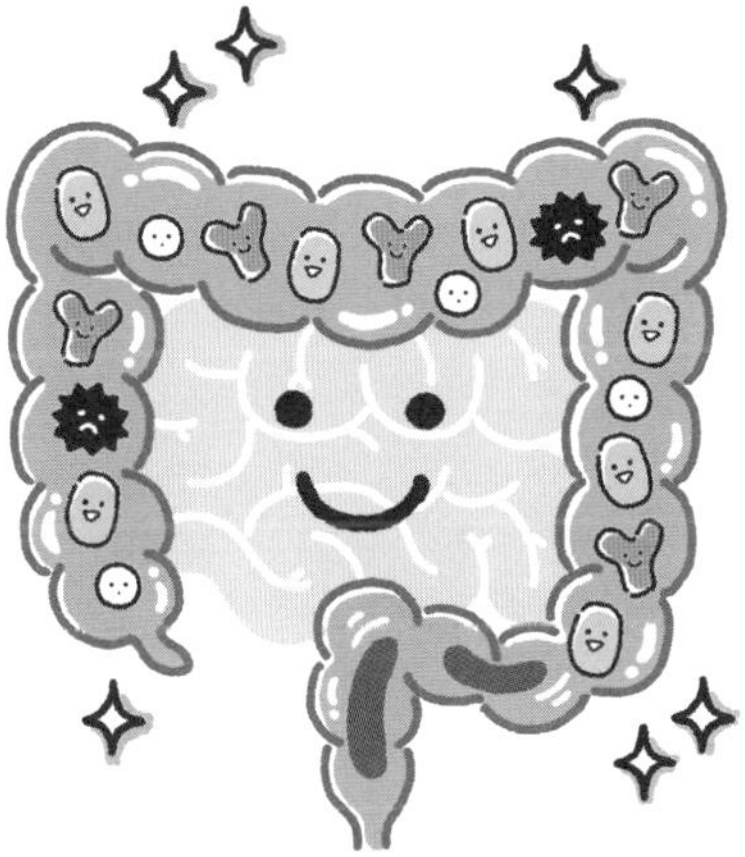

《 病気を引き起こす「老いる腸」》

・便秘気味、もしくは下痢気味
・善玉菌より悪玉菌が多く、菌の多様性が失われている
・腸表面の粘液が減少し、バリア機能が落ちている
・炎症を起こして、腸に隙間ができている

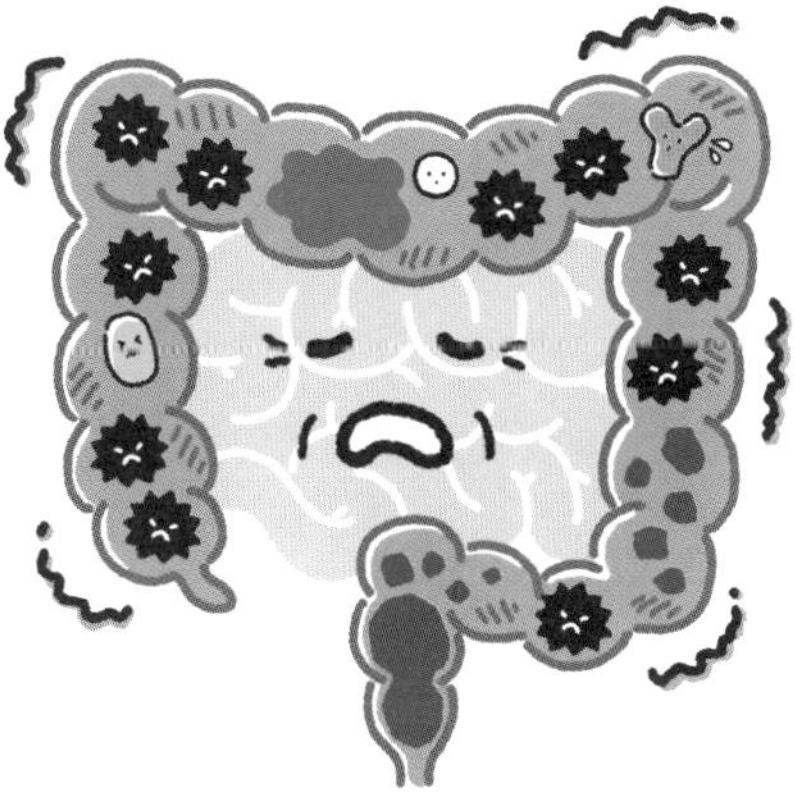

覚えておきたい腸の基礎知識
小腸・大腸のしくみとは？

どうしたら「長生き腸」をつくれるのでしょうか？　また、もし今あなたがおなかの調子がすぐれないなら、どうしたら改善できるのでしょうか？

その答えを知る前に、まず、腸がどのようにしてあなたの健康を守ってくれているのか、腸のしくみを理解するところから始めましょう。

腸は大きくいうと「小腸」と「大腸」に分けられます。胃の出口から十二指腸が始まり、小腸、大腸、肛門へとつながります。日本人の平均的な腸の長さは小腸が6〜8m、大腸が約1・5mで、腸全体の表面積は平均約32㎡もあります。これはバドミントンコート1面分、あるいは畳20畳分に相当する広さです。私たちの腸は、身長の5倍以上の長さと広大な表面積を生かすことで、栄養素を効率よく消化・吸収できるようにできているのです。

腸の構造

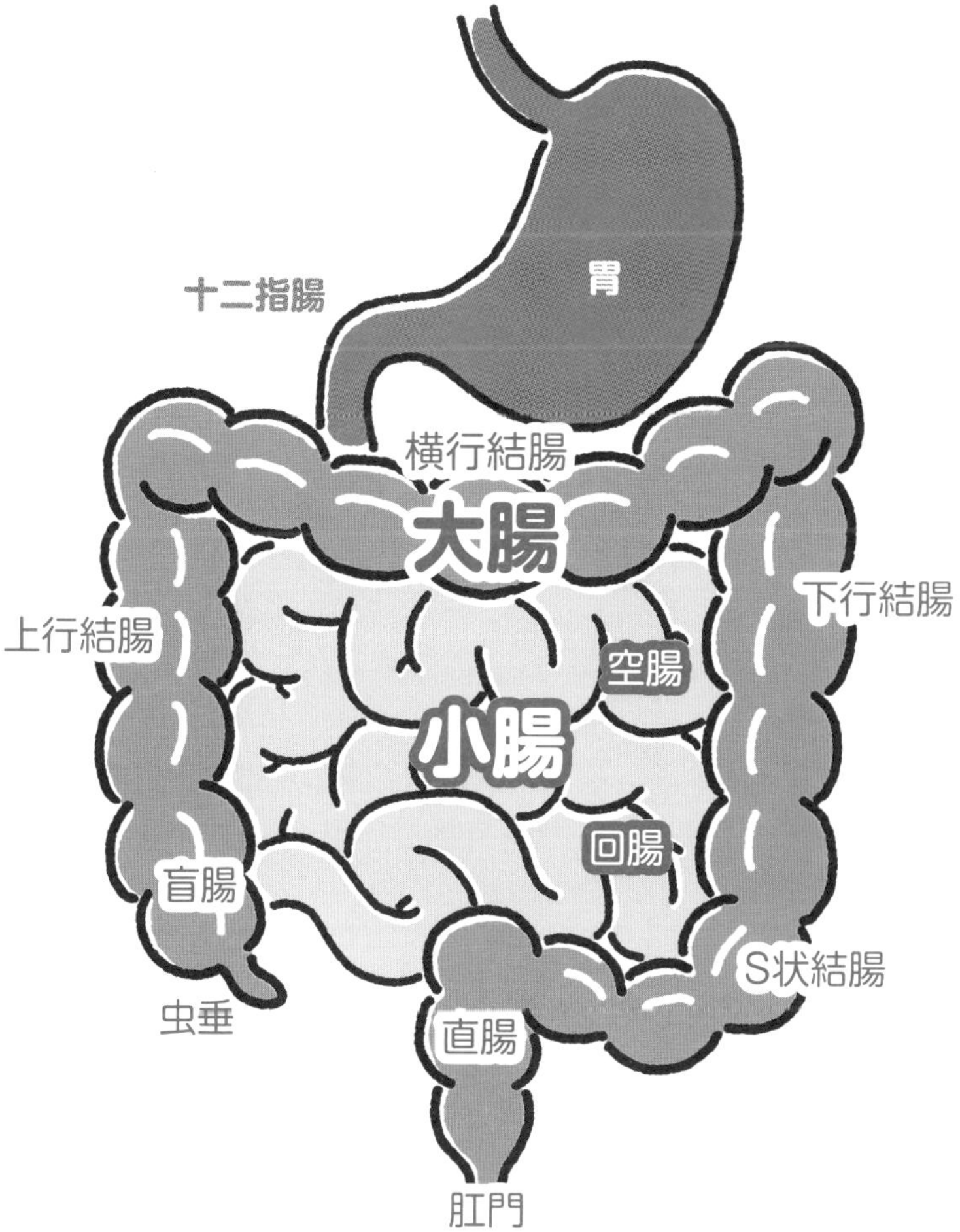

小腸・大腸のしくみについて、もう少し詳しく見ていきましょう。

小腸は、胃や十二指腸で消化された食べ物をさらに分解し、栄養素を吸収する場所です。全体の5分の2が空腸、残りの5分の3が回腸と呼ばれています。十二指腸も小腸の一部ですが、一般的に小腸とは空腸・回腸のことをいいます。口に近い空腸のほうが回腸よりやや太いのが特徴です。

小腸の内部は拡大すると、アコーディオンのような細かいヒダ状になっていて、栄養を無駄なく吸収するのに最適な形をしています。そのヒダの内側には「絨毛《じゅうもう》」という長さ1㎜ほどの突起があり、絨毛はさらに「微《び》絨毛《じゅうもう》」という細かな突起でびっしり覆われています。食事で得た栄養素は主に微絨毛から吸収されます。

大腸は小腸より太く、小腸のまわりをクエスチョンマーク「？」を描くように囲っています。おなかの右下にある小腸の出口から始まり、盲腸⇩結腸（上行結腸↓横行結腸↓下行結腸↓S状結腸）⇩直腸の順に肛門までつながっています。

大腸の大きな役割は、小腸から送られてきた消化物の残りカス（残滓《ざんし》）を処理することです。**小腸で消化しきれなかった食物繊維などを腸内細菌によって発酵させ、一部の栄養素を取り込み、水分を吸収して便をつくり、肛門まで送り出します。**

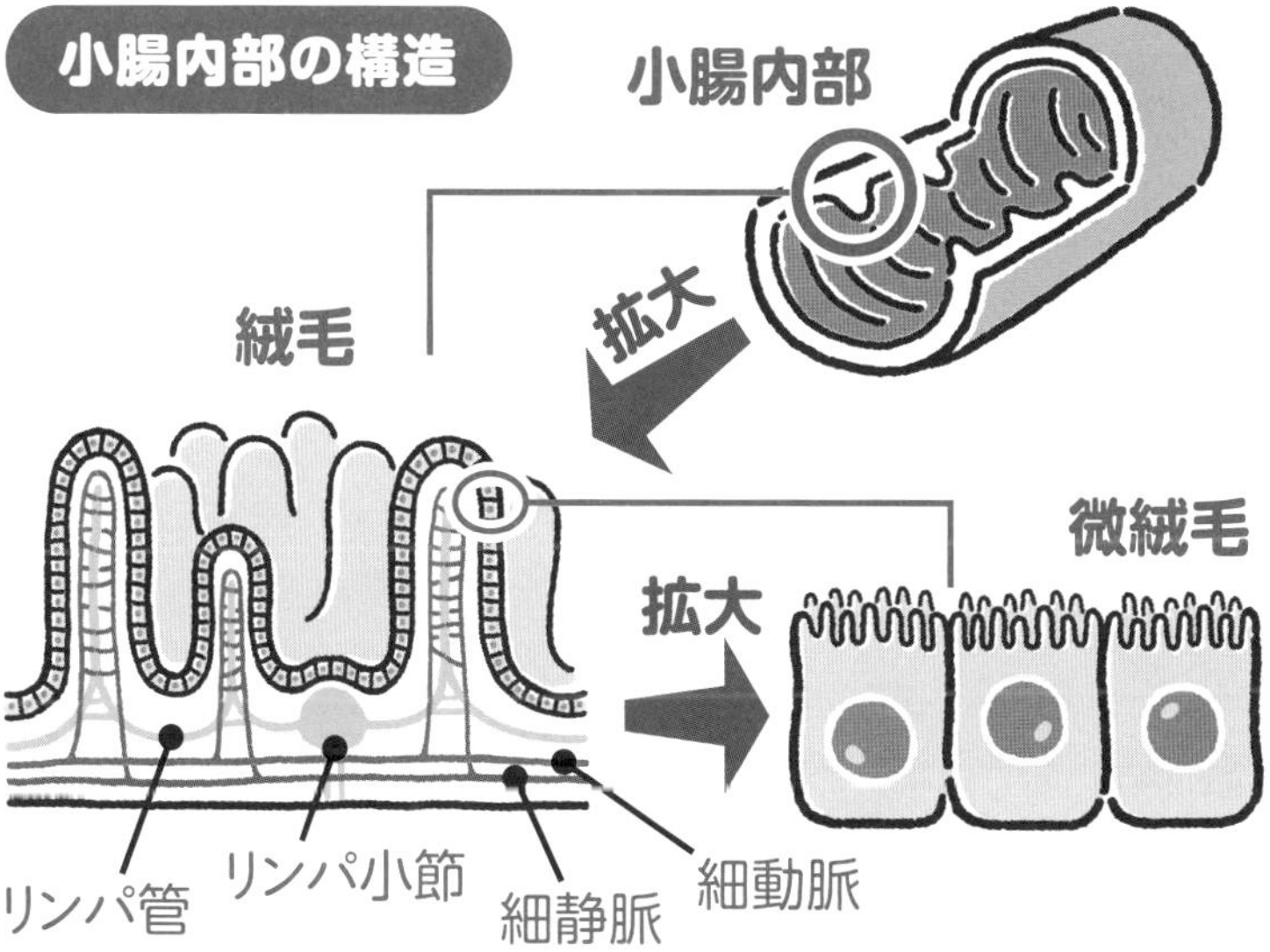

便がつくられるのは結腸で、直腸は便をためておく場所です。直腸が便でいっぱいになると便意をもよおし、腸の一部やおなかの筋肉が収縮、同時に肛門の筋肉が開いて便が押し出されます。食事をしてから便が排泄されるまでは、およそ24～72時間。その過程で、ほぼ液体状で入ってきた残りカスが結腸の中をゆっくり進み、水分が徐々に吸収され、ドロドロ⇓半固形⇓固形と便の形になっていきます。まるで脱水機のようです。そのため、進み方が早すぎると水分を吸収しきれず下痢に、遅すぎると水分がなくなりカチカチに固まって便秘になってしまいます。どういう状態がベストかは、Ｐ38でご説明します。

食べ物が消化器系の臓器と最初に接触する場所は、あなたの口です。食べ物はここから消化の旅を始めます。「食べ物がやってくるぞ！　準備を整えて！」。食べ物のことを考えると（食べる前でも）、脳は腸にこう伝えます。すると、食べ物の分解をサポートする唾液が分泌されます。それと同時に、脳は「迷走神経」というネットワークを介して腸以外の消化器系の臓器にも信号を送信。そして、その信号によって**各臓器は、流れ込んでくる食べ物を分解・消化する「粉砕&消化モード」に切り替えて食べ物を待ち構えます。**

たとえば、すい臓は、すい液という消化液と血糖を下げるホルモン（インスリン）を分泌します。また胃は、より多くの酸を出し、胆のうは脂肪の分解を助ける胆汁を絞り出します。われらが腸もまた、血流を増やし、栄養素をより多く集めて吸収できる状態に。このように、**脳からの指令のもと、腸と各臓器が連携しながら、消化・吸収を行う**のです。こうして腸に送り込まれる1日の水分量（食べ物＋飲み物＋消化液）は、およそ9ℓ。かなりの量だと思いませんか？　ちなみに空腹時は各臓器が「洗浄モード」に切り替わります。このとき、腸は動きが活発化し、食べ物の残りカスや死んだ細胞、余計な腸内細菌を一気に洗い流して私たちの健康を保っています。

消化・吸収の流れ

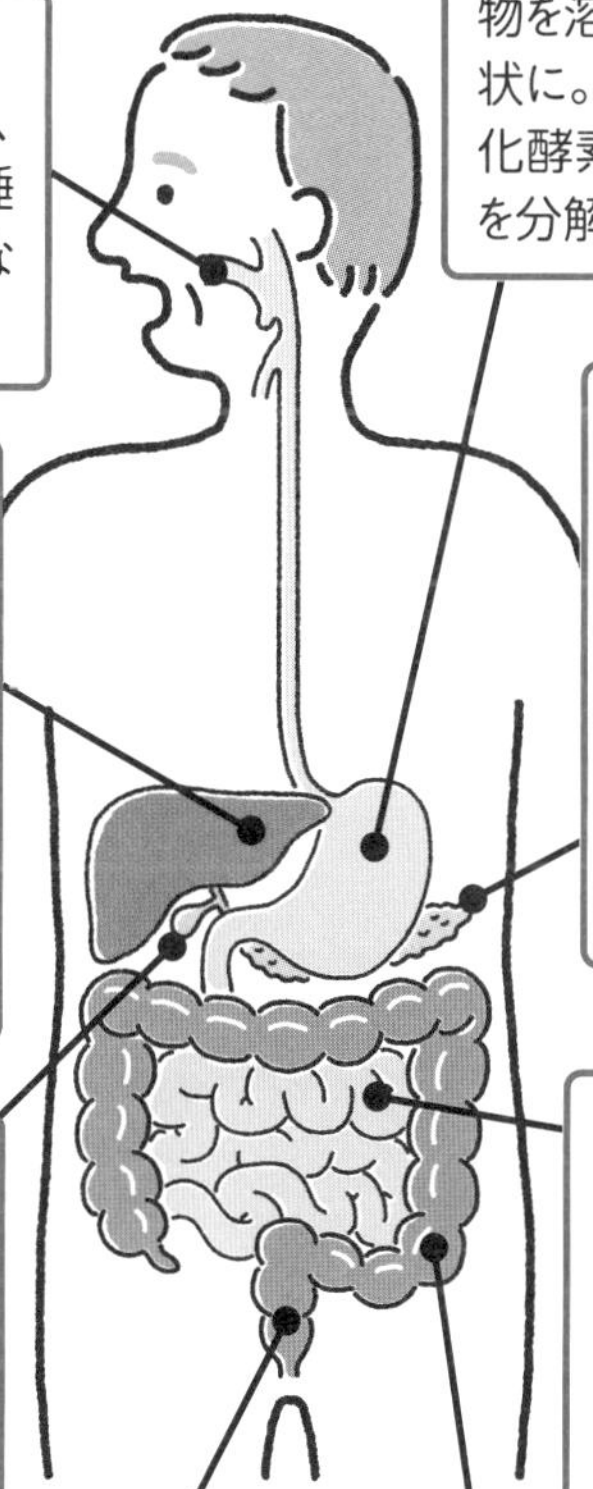

①口腔
口に入った食べ物は、歯で粉砕されながら唾液と混ざり、デンプンなどが分解される。

②胃
強い酸性の胃液で食べ物を溶かし、ドロドロの粥状に。胃液に含まれる消化酵素がたんぱく質などを分解。

③すい臓
食べ物を消化するすい液をつくり、十二指腸に分泌。また、血液中の糖分を減らすインスリンというホルモンを分泌する。

④肝臓
消化液（胆汁）をつくり、胆管から胆のうへ送る。小腸で吸収された栄養素はいったん肝臓へ。体が吸収しやすいよう変化させてから全身へと送る。

⑤胆のう
肝臓でつくられた胆汁を一時的にためておく保管場所。食事をした後の胃の動きを感知し、胆汁を十二指腸に分泌。脂肪を分解、胃酸を中和する。

⑥小腸
胃や十二指腸で消化された食べ物をさらに分解し、栄養素を吸収。腸壁の血管を通じて肝臓に送る。

⑦大腸
小腸でほぼ吸収し終えた栄養素の残滓を腸内細菌で発酵させ、吸収可能な電解質まで分解。水分やミネラル（塩分）を吸収して便をつくる。

⑧直腸・肛門
大腸でつくられた便を直腸にためておき、いっぱいになったら肛門から体外へ排出する。

腸は脳、肝臓、心臓……あらゆるものとつながっている

腸は全身の司令塔ともいえる存在です。先ほど触れたように、**体内のあらゆる臓器と密接な関係にあり、腸の状態を各所に信号として送ることで、全身の状態を整えています。**

たとえば、腸とは一見関係がなさそうな心臓は、腸内に不調がおこると、その知らせが自律神経を通じて伝わり、腸の働きと連動するように心拍数を上げ下げして、血流をコントロールします。また肺も、腸に問題があれば、呼吸を整えて「腸のぜん動運動（収縮しながら腸の内容物を肛門に向かって移動させる働き）」をサポートし、治癒を促します。

このほかにも左の図のように、腸がさまざまな臓器とコミュニケーションを取りながら、常に体内機能のバランス維持に努めています。

腸と臓器の相互関係

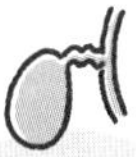

胆のう…胆汁をためて殺菌性を高める。胆のうを切除すると、胆汁の抗菌効果が落ち、腸内細菌が過剰に増えるSIBO（P102）になりやすくなる。

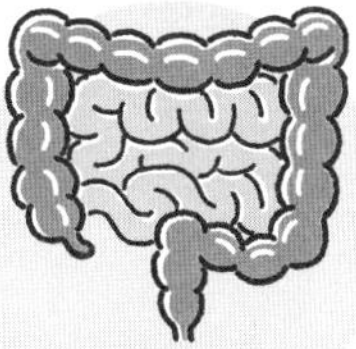

腸

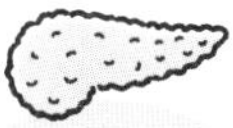

すい臓…腸からの信号によって、すい液という消化液を十二指腸に分泌。また、血糖を下げるホルモンであるインスリンを生成し分泌させる。

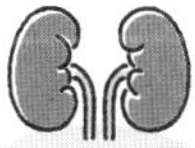

腎臓…腎臓を保護する腸内細菌が存在し、腎臓の病気を防ぐ一方、腸内環境が悪化すると尿毒素をつくるなど、腎機能の低下を招くことも。

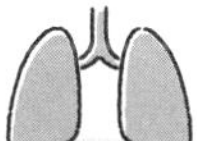

肺…ウイルス性肺炎を起こしている状態で、腸内に善玉菌（酪酸菌）を増やすと、肺の中のウイルス量が低下することがわかっている。

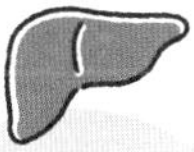

肝臓…肝臓は門脈（静脈）によって腸と通じ、腸内細菌に強い影響を受ける。中でも脂肪肝は、血流にのって運ばれる腸内細菌のつくった毒素により進行。肝臓がんの発生にも関わる。

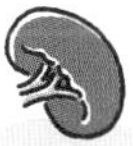

脾臓…脾臓は、潰瘍性大腸炎やクローン病など、腸に炎症が起こる病気のときに腫れるなど、腸の免疫や炎症と関連している。

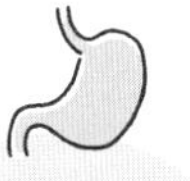

胃…1日2ℓもの胃酸（酸性の液体）を分泌。食べ物と一緒に飲み込んだ口腔内細菌（バクテリア）やウイルスを殺菌し、小腸に入るのを防御する。

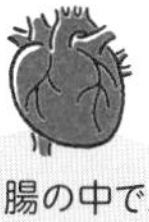

心臓…腸の中でメタンガスが増えると、心臓の収縮力が低下し、心不全のリスクを高めるなど、心臓の機能にも影響を与えている。

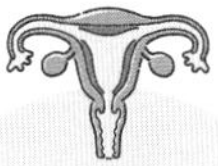

子宮…子宮内の炎症に腸内細菌が関係している。腸内に善玉菌（酪酸菌）が増えると、子宮内の炎症が改善する効果がみられる。

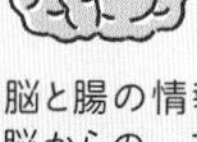

脳…脳と腸の情報交換は脳からの一方通行ではなく、腸からも発信され、お互いに影響し合っている。

腸の中は「お花畑」であり「芝生」である

さて、近頃は「腸内環境のバランスを整え、腸を健康にしよう」という「腸活」が一大ブームになっています。その腸内環境を左右するのが、私たちの腸内に約100兆個も存在するといわれる「腸内細菌」です。**腸壁※の粘膜にびっしりと生息し、お花畑（フローラ）のように見えることから、「腸内フローラ（腸内細菌叢《そう》）」と呼ばれます。その総重量はなんと約1・5kgもあります。**

腸内細菌は、体にいい影響を与える「善玉菌」、便秘や下痢、体の不調を引き起こす「悪玉菌」、数が優勢なほうに味方する「日和見菌」の3つのグループに分類されます。健康な腸内環境は、みなさんおなじみのビフィズス菌、乳酸菌などの善玉菌が優勢な状態にあります。ビフィズス菌は私たちの大腸にもっとも多く棲んでいる善玉菌で、その数は乳酸菌の約100倍といわれています。

※腸の壁。長生きのカギを握る粘膜層は2層あり、腸内細菌は外側の外層に棲んでいる（P47）。

理想的なバランスは、善玉菌2割に対して、悪玉菌1割、善玉菌に味方する日和見菌が7割。しかし、悪玉菌が優勢になると腸内環境が一気に悪くなり、さまざまな健康上の問題が起こってきます。

さらに、**腸内細菌の種類が多様であることも大切**です。詳しくは後ほどご説明しますが、大腸には300〜1000種類にもおよぶ腸内細菌が生息し、その種類が多いほど、腸粘膜のバリア機能が高まり、免疫力も高まります。

では、このような理想的な腸内環境にするにはどうすればいいのでしょうか。もっとも効果的なのは、食生活に気をつけることです。まずは1日に摂る食品の種類を増やすこと。**バランスの取れた食事は善玉菌の大好物。特に野菜や果物が腸に入ってくると、酢酸や酪酸、ビタミンB群といった体にいい物質をつくり出します。**善玉菌が生み出す乳酸や酢酸などは腸内を酸性に保ち、食中毒菌や病原菌による感染症の予防、発がん性を持つ腐敗物の抑制、免疫力向上などに寄与するのです。健康的な腸内環境は美しい芝生、悪玉菌は雑草のようなもので、増えすぎた雑草を抜かないといい芝生は育ちません。善玉菌が育つような食品をいろいろと摂るよう心がけましょう。

腸内環境は食べ物次第で「善」にも「悪」にもなる

　腸内細菌は、私たちが食べたものをエサにして体内で働く友人やペットのような存在です。たとえば、代表的な善玉菌であるビフィズス菌は、エサである糖を分解し、乳酸や酢酸（お酢にも含まれる酸っぱい成分）をつくります。また、近年、**ご長寿菌として注目されている酪酸菌**は水溶性食物繊維（穀類・海藻・野菜など）をエサとして自らが発酵し、代謝物として酪酸と呼ばれる体によい成分を生み出します。これらの成分には有害物質をつくり出す悪玉菌の増殖を抑え、腸内環境を整える作用があります。そのほか、大腸の働きを活発にして便通を改善する、免疫反応を制御する、血糖値をコントロールする、脂肪の蓄積を抑制して太りにくい体質にするといった、好影響を私たちに与えてくれます。つまり、**よいエサを取り入れればよい菌が元気に働き、体に有益な物質をつくり出してくれるということです。**

一方で悪い菌は、大腸菌をはじめ、サルモネラ菌、ピロリ菌などの悪玉菌が挙げられます。悪玉菌の大好物は、高脂質や高カロリーの偏った食事。食べすぎると、悪玉菌は便の嫌なにおいの成分であるアンモニアやアミン、発がん性物質につながる二次胆汁酸など、体にとってマイナスに働く有害物質をつくり出してしまいます。

腸内細菌を「善」に育てるか、「悪」に育てるかは、食事次第なのです。

そこで知りたいのが善玉菌を育てる食品です。「ベスト4」は次の通りです。

1. 発酵食品【ヨーグルト、みそ、納豆など】

腸内細菌の仲間である微生物が善玉菌を活性化させ、悪玉菌の増殖を抑えます。

2. 水溶性食物繊維【海藻、野菜（根菜類）、豆など】

善玉菌のエサになり、加齢とともに乱れがちな腸内環境のバランスを整えます。

3. オリゴ糖【バナナ、豆類、タマネギなど】

乳酸菌のエサとなって善玉菌を増やし、腸の調子を整えます。

4. EPA・DHA【青魚、サケ、亜麻仁油など】

腸の炎症を抑えて、善玉菌が増えやすい環境にします。

特に長生きの方が多い地域では、1と2が積極的に食べられています。

日本人の腸内細菌の種類は特殊！その国の食生活が細菌を左右する

健康や病気に深く関わる腸内細菌ですが、その構成は個人や国によって異なります。左の図は6カ国の国民の腸内細菌の類似性を示したものです。図を見ると、日本人の腸内細菌は世界のどこの国とも似ていません。オーストリア人やフランス人と近いものの、重なりは少なくかなり特殊。中国とは隣国でありながら類似性がないのも面白いところです。一方で、中国人とアメリカ人の腸内細菌は酷似しています。**日本人の腸内細菌の特徴は、まずビフィズス菌が多いこと。**そして**体によい「酢酸」をつくる菌が多く、体に悪い「メタン」はほとんどつくらないこと**です。ヒトが食物繊維を摂ると、腸内細菌がこれを発酵させ、「短鎖脂肪酸（酪酸など）」という健康によい物質と「水素」と「二酸化炭素」をつくります。さらに、腸内細菌は「水素」から「酢酸」「メタン」「硫化水素」をつくり出します。「酢酸」は健康に

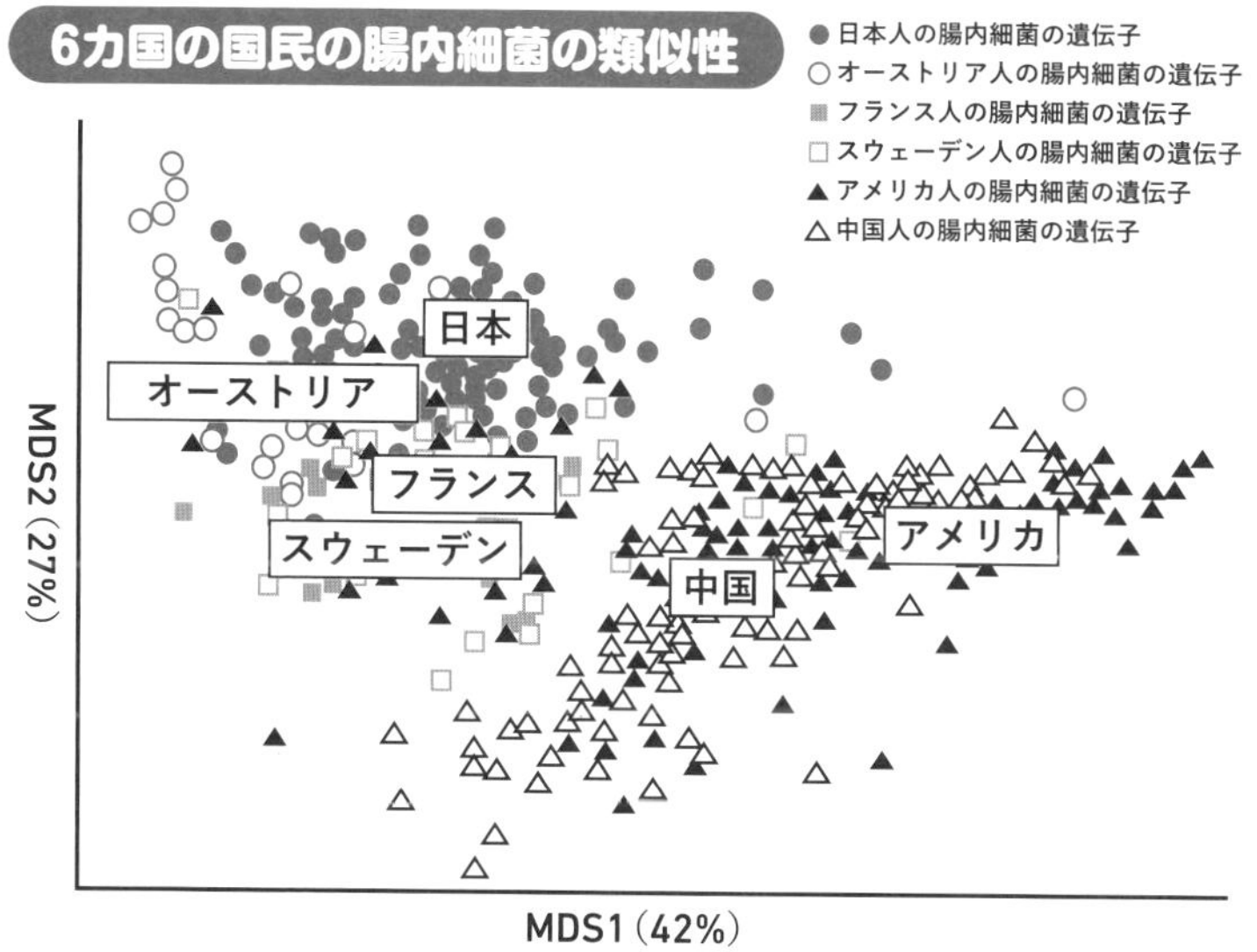

出典：The gut microbiome of healthy Japanese and its microbial and functional uniqueness

よいのですが、「メタン」と「硫化水素」は、腸に炎症を引き起こす望ましくないもの。このメタンをつくらずに酢酸はつくるのですから、日本人の腸内細菌がいかに優秀かがわかります。このほか、**約90％の日本人がワカメやノリを分解する腸内細菌を持っていること（ほかの国では15％以下）、炭水化物を処理する腸内細菌が多いことなども挙げられます。**同じ日本人でも男女差があり、女性は男性と比較してビフィズス菌や、後ほど詳しくご紹介するご長寿菌アッカーマンシア・ムシニフィラなどの善玉菌が多く、女性のほうが長生きであることの理由の一つとも考えられます。

腸からの「お便り」を毎日チェック 色・形に注目しよう！

では、自分の現在の腸内の状態がいいか悪いかを知るにはどうすればいいのでしょうか。一番手っ取り早い方法は、日々の排便をチェックすることです。回数だけでなく、便の色や形を観察することで、腸内環境のよし悪し、さらにはほかの臓器のトラブルまで、いち早く気づくことができます。

まず、腸内が正常で、体が健康なときの便は、左の図の「普通便」です。熟したバナナのような形をしており、色はやや黄色がかった茶色、もしくは明るめの茶色。表面はなめらかで、いきむことなく短時間で排便できます。このような便が出ていたら、腸内環境が良好で、消化・吸収の速度も正常であると思っていいでしょう。

大腸の中に善玉菌が多いと腸内が酸性に傾き、便の色は健康な黄褐色に。悪玉菌が増えるとアルカリ性に傾くため、黒っぽい焦げ茶色になります。

便の状態の種類

※便の色が赤色・黒色・緑色・白色などおかしいときは、早めに医療機関へ

		名称	状態
1	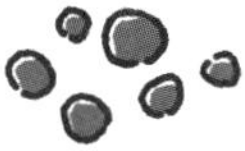	コロコロ便	ウサギのフンや木の実のようにコロコロと硬い便。排便も困難。
2	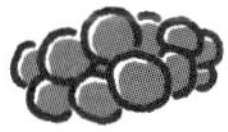	硬い便	バナナ(ソーセージ)状ではあるが、コロコロ便が合体した硬い便。
3	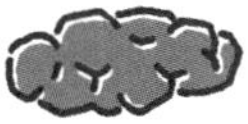	やや硬い便	やや硬めで、表面にひびが入ったバナナ(ソーセージ)状の便。
4	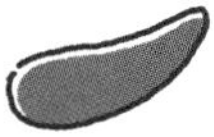	普通便	表面がなめらかで軟らかいバナナ(ソーセージ)状の便。これが理想。
5	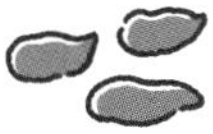	やや軟らかい便	はっきりとしたシワのある、水分を多く含み軟らかな半個形状の便。
6	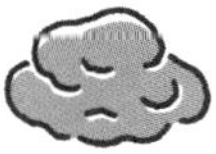	泥状便	境界がほぐれており、形をとどめていない、どろりとした便。
7	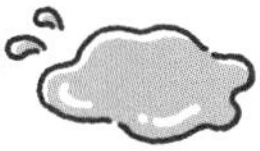	水様便	ビシャビシャしており、固形物を含まない水のような便。

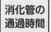

消化管の通過時間	硬さ	色
遅すぎ(約100時間)	硬すぎ	こげ茶
↕	↕	↕
早すぎ(約10時間)	軟らかすぎ	黄色

腸が発信するSOSサインを見逃すな！不調は見た目、においに表れる！

腸内の状態を知る方法はほかにもあります。「おなかに張りや痛みがある」「肌ツヤが悪い」「ゲップが多く、胸やけする」「おならが増えて、臭い」など、腸はさまざまな不調のSOSサインを発信します。

特に注目したいのは、**「肌ツヤの低下」**。**これは、腸内フローラのバランスがくずれ、悪玉菌による代謝物が肌に悪影響を与えている場合があります。**善玉菌が育たず、栄養吸収の機能が低下すれば、病気を誘発することもあるので注意が必要です。

「おならの増加」もまた、腸内細菌のバランスがくずれたために、ガスの量が増えているのかもしれません。もちろん、おならは誰でも毎日たくさん出るものです。むしろおならが出ないのは不健康な証拠。ただ、**「不快なにおいがしたら腸内の状態がよくない」ことを疑いましょう。**便秘や過敏性腸症候群、後ほどお話しするＳＩＢＯ《シーボ》（小腸内細菌増殖症）、大腸がんなどが原因のことがあります。ＳＩＢＯになると、小腸内で過剰な発酵がおこり、水素やメタン、硫化水素などのガスが充満します。硫化水素は腐った卵のような強烈なにおいのおならを発生させます。

そのほかにも、**食生活がお肉や脂っこいものに偏り、悪玉菌が増えると、便のにおいが強くなります。**この場合は、食事の内容を工夫し、善玉菌が増えれば便のにおいは弱まってきます。善玉菌を増やせば便秘の改善にもなり、一石二鳥です。

便秘は、軽視して放っておくと危険です。先ほどもお話ししたように、便秘の人は、そうでない人に比べて15年後の生存率が4分の3に下がります。便秘が寿命を縮めるのです。週に3回以上便が出ていれば便秘ではないと判断されがちですが、残便感が続いたり、かなり強くいきまないと排便できず、便座に腰かけてから1分近く経っても出なかったりする場合は、治療すべき便秘の可能性があります。

腸の健康を維持し、元気で長生きしようと思ったら腸を粗末にしないこと。そのために、**腸からのサインを見逃さない「傾腸《けいちょう》」の習慣を持つことが大切です。**

60歳を過ぎると腸の老化が始まることを自覚する

腸内細菌の構成は、年齢とともに変化していきます。**60歳を機に、ビフィズス菌などの善玉菌が減りはじめ、反対に悪玉菌が増えて、悪玉菌の割合が徐々に増えていく**傾向にあるのです。そうなると、7割を占める日和見菌が悪玉菌の味方につき、腸内環境は悪化の一途をたどることになります。

さらに70歳以降は、悪玉菌が急激に増加していきます。しかも、食中毒の原因となるウェルシュ菌や黄色ブドウ球菌など、病原性のある悪玉菌（プロテオバクテリア）が増加。加齢によって、どんどん腸内環境がよくない方向に傾く傾向があります。いわゆる「腸の老化」が始まるのです。

ただ、長寿地域の百寿者（100歳を超えた長寿者）には、この悪玉菌（プロテオバクテリア）が少ないことがわかっています。やはり長生きの秘訣は腸にあるのです。

加齢とともに変化する腸内環境

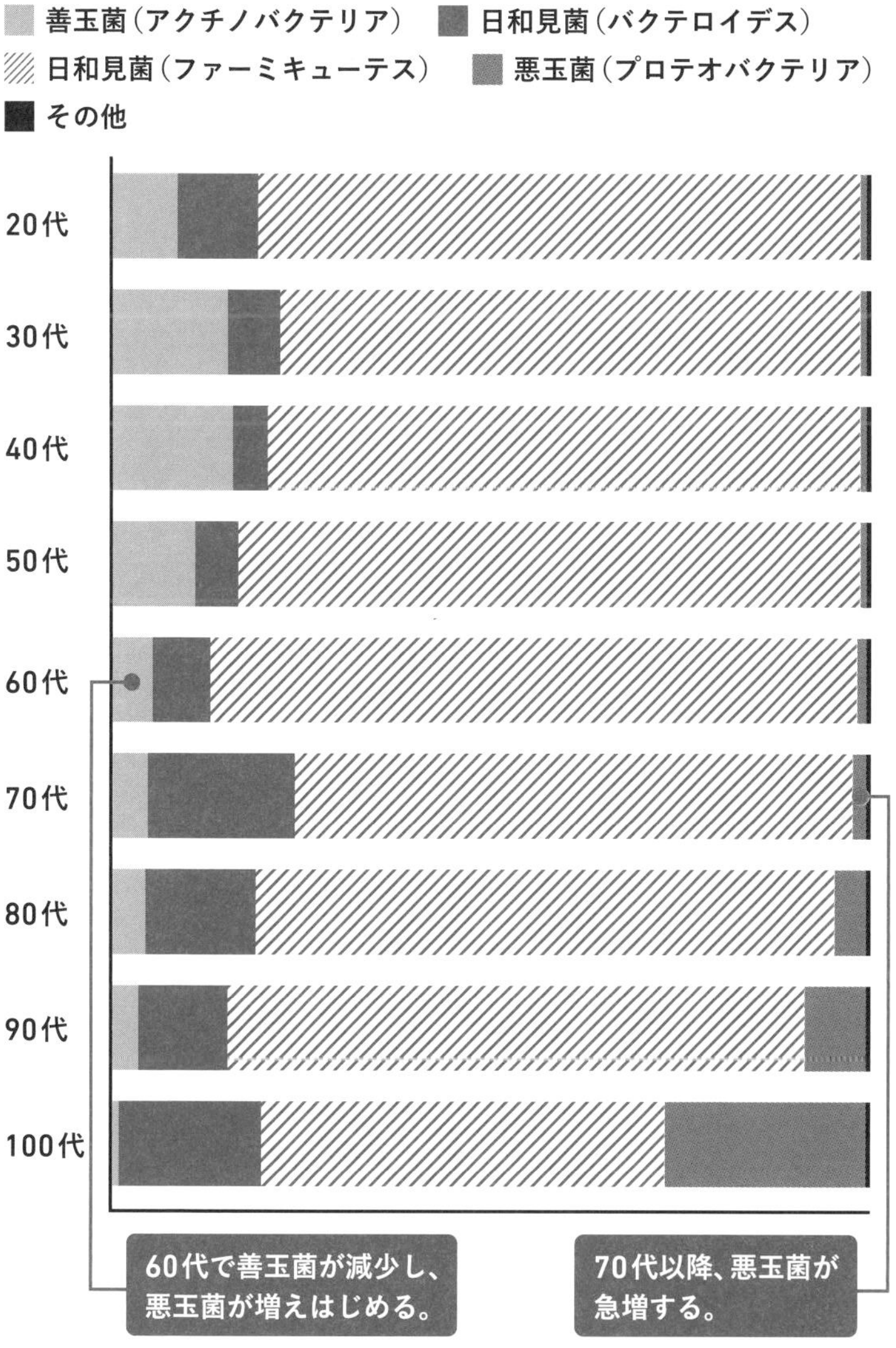

出典：Odamaki T,et al.BMC Microbiol.2016

努力次第で腸内細菌の割合は変えられる！

人間は、ほぼ無菌状態だった胎児期から、生まれるときに産道で母親の腸内細菌と出合い、その後、母親をはじめとする周囲の人の腸内細菌を受け継ぎながら、3歳までにほぼ腸内細菌叢が完成します。そして、3歳から60歳ぐらいまでは腸内細菌の顔ぶれが変わらない定常状態が続きます。

そう聞くと読者のみなさんの中には、「菌の顔ぶれは変わらないし、60歳を過ぎたら善玉菌が減って、悪玉菌が増えるんでしょう？ だったら努力したって無駄なのでは？」と思う方がいるかもしれません。

それはごもっともな疑問です。

しかしご安心ください。**腸には約１００兆個、およそ1・5kgもの腸内細菌が棲んでいて、それぞれの数や割合は日々変わります。それは60歳を過ぎても同じこと。**

なぜそれを明言できるのかといえば、**最近の研究で、腸内細菌叢は食生活で確実に変化させることができるとわかってきたからです。**

たとえば、日本人のボランティア１６００人ほどを対象にした研究で、食事を食物繊維中心のものに変えてもらったところ、たった８週間後に、腸内細菌叢が健康的なバランスへとダイナミックに変化したことが報告されました。

また別の研究では、健康な人たちに入院してもらい、１カ月間、西洋食（高脂肪・低食物繊維食）を食べ続けてもらったところ、細菌がつくった毒素（エンドトキシン）が血液中に72％も上昇するという結果が出ました。

ところが、健康的な食事（低脂肪で繊維質の多い食事）に変えると、１カ月で毒素（エンドトキシン）は31％も低下しました。これこそ食事で腸が健康になるという証拠です。**腸の老化防止のカギはやはり食事にありました。しかもわずか1カ月で変わるのです！**

だからこそ本書では、「食事や生活習慣を変えれば長生き腸がつくれる」とお伝えしているのです。

ここでさらにお伝えしたいのが、「腸の粘液」の枯渇についてです。

私たちの腸の若々しさを保っている主役は、実は「腸の粘液層」ではないか？というのが、我々腸の専門家たちの世界的に一致した意見です。

もともと腸は、腸内の病原菌や未消化のたんぱく質が血管内に入り込まないようにする「バリア機能」を持っています。そのバリア機能に大きな役割を担っているのが「粘液」です。左の図のように大腸の粘液層は2層構造になっていて、腸の粘膜側の層（内層）に多く含まれているのが「ムチン」で、ネバネバしたゲル状をしています。そのおかげで細菌は外層までしか入れず、体内へは侵入できません。

ところが、年齢を重ねるにしたがって、この腸の粘液層が薄くなっていきます。加齢とともに、ムチンをつくり出す細胞（ゴブレット細胞）の数が減ってきてしまうのです。**そこで生じる問題が、「便秘」と「腸のバリア機能の低下」です。**

腸の表面の粘液が減れば、腸はカラカラに乾いてしまい、便がスムーズに流れず、便秘になりやすくなります。便秘というのは実に危険で、便秘があると脳梗塞や動脈硬化のリスクが増えます。

さらに、腸のバリア機能の低下は、細菌がつくり出す毒素が体に回ることで全身の老化を進めるのです。高脂肪、低食物繊維の西洋食によって腸内細菌がつくる毒

腸の粘液構造

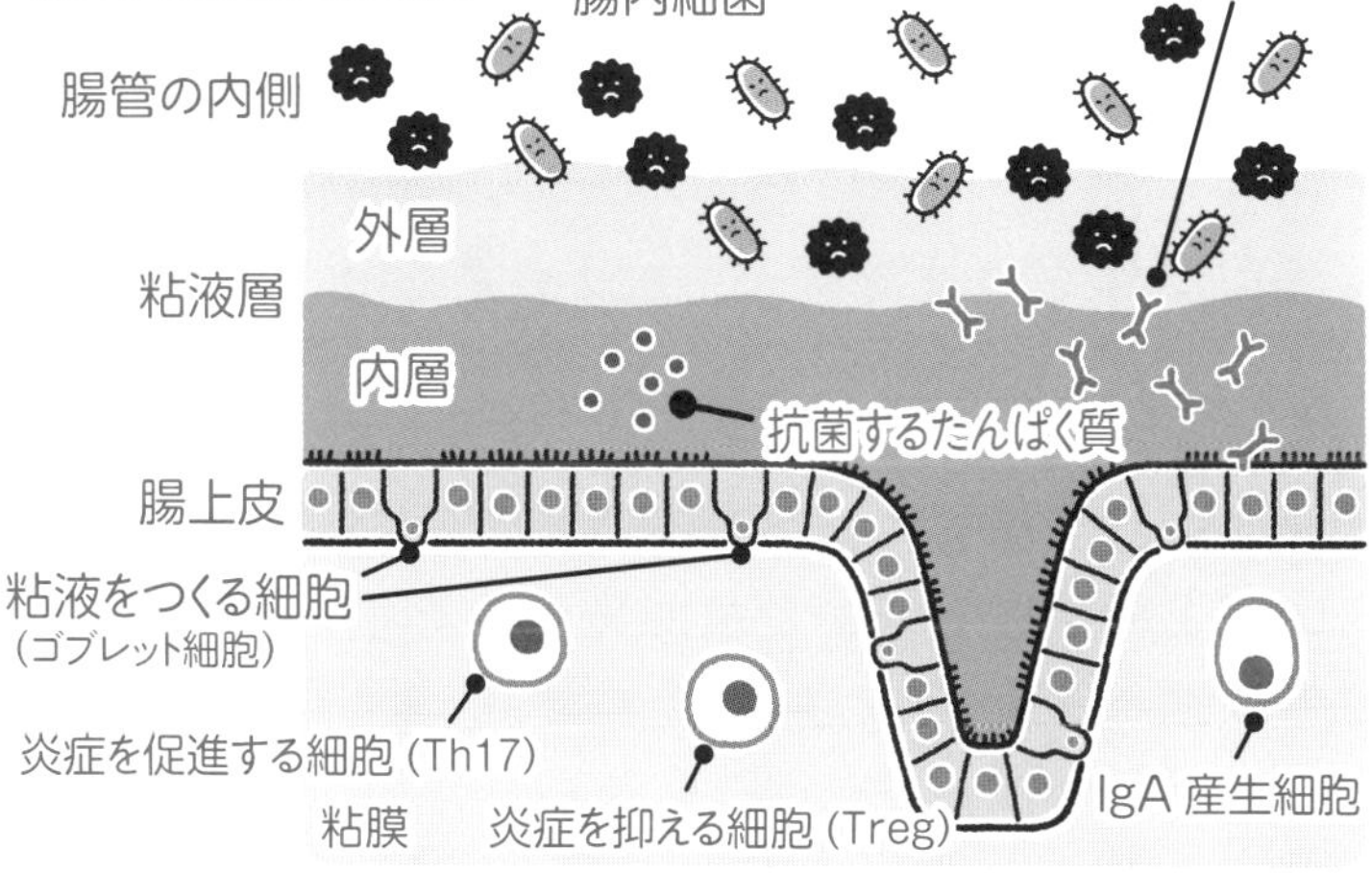

素が増えることは先ほどお話しした通りです。

加齢とともに腸の粘液層が薄くなると、むき出しになった腸がこの毒素によってわずかに壊され、穴が開いた状態に。この穴から毒素がもれ出して血液中に入れば、体じゅうに慢性炎症が起こり、これが老化のもとになると考えられています。その穴をふさぐ粘液を増やし、粘液層を再び厚くしてくれるのが、２章でお話しする「ご長寿菌」の酪酸菌やアッカーマンシア・ムシニフィラです。

食事を変え、おなかの中の腸内細菌を変えれば、腸が変わり、長生きできるのです。

愛犬と腸内細菌をシェアしている！？

腸の研究が進み、最近わかってきたのは、飼っているペットが人の腸内細菌叢に影響を与えているということ。特に犬は、猫よりも人と腸内細菌の種類が似ており、その影響がわかりやすく出ています。

たとえば、60組の家庭に協力してもらい、人と飼い犬の便を採取して行った研究では、人の皮膚に、飼い犬と共通する細菌が多く見られました。つまり、犬を飼っている人は、多くの種類の細菌を愛犬と「シェア」しているということ。

さらに興味深い研究もあります。出生前および出生後に犬を飼っていた家庭の乳幼児は、飼っていなかった家庭の乳幼児に比べて、健康によい「酪酸」という成分をつくり出す腸内細菌や、腸の粘液をつくり出して腸のバリア機能を高める腸内細菌をたくさん持っていました。
つまり、犬を飼っていたほうが、善玉菌が多くなるという結果でした。これは、飼い主との濃厚な接触によるものだと考えられます。研究が進めば、ペットとの接し方について新たな事実が判明する日も近いでしょう。

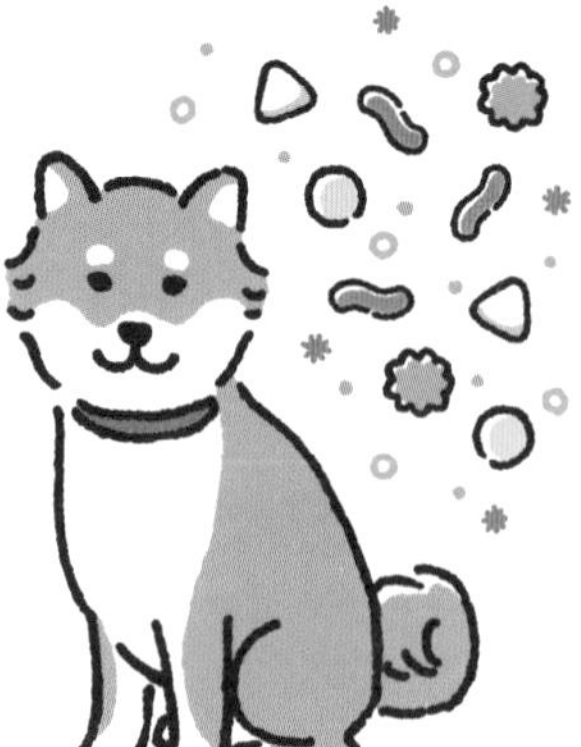

2章

5大ご長寿菌とその育て方

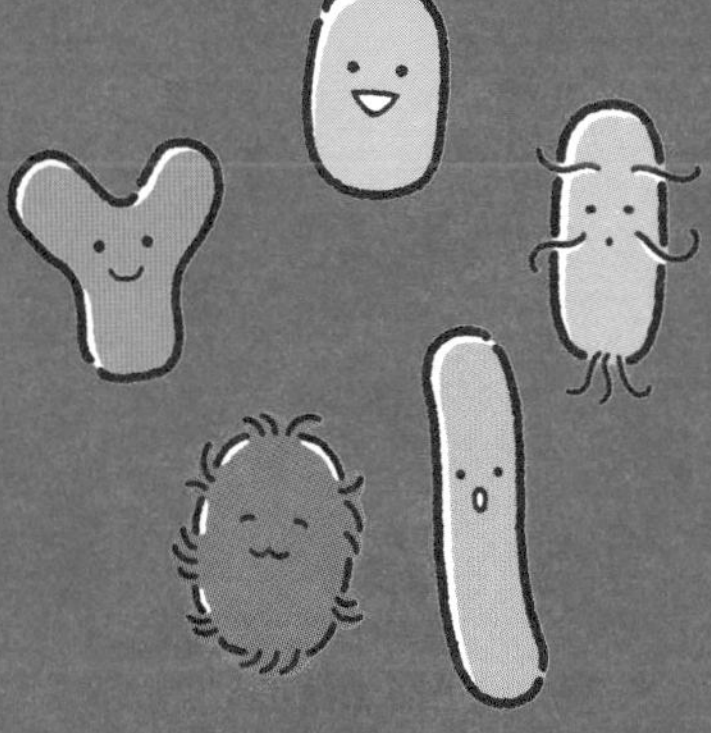

長生きは遺伝子よりも食生活！食事で長生き腸を目指す

長生きというと、これまでは遺伝子の問題と考えられてきました。

ところが、アメリカのスタンフォード大学は、百寿者17人（平均死亡年齢112歳）の全遺伝子解析を行いましたが、長寿と深く関連する「長寿遺伝子」は確認できませんでした。

また、ハーバード大学の1996年の発表によると、主たる死因の一つであるがんも、遺伝の要素はたった5％でしかないことがわかっています。それよりも喫煙（30％）や、なんといっても食事（30％）の要素のほうが原因として高かったのです。

さらに**がんと老化は、原因がかなりの部分で共通する**ことがわかっています。ということは、**がんを防ぐことができれば、老化も防ぐ**ことができ、言い方を変えれば、**老化を防げれば、がんも防げる**ということです。

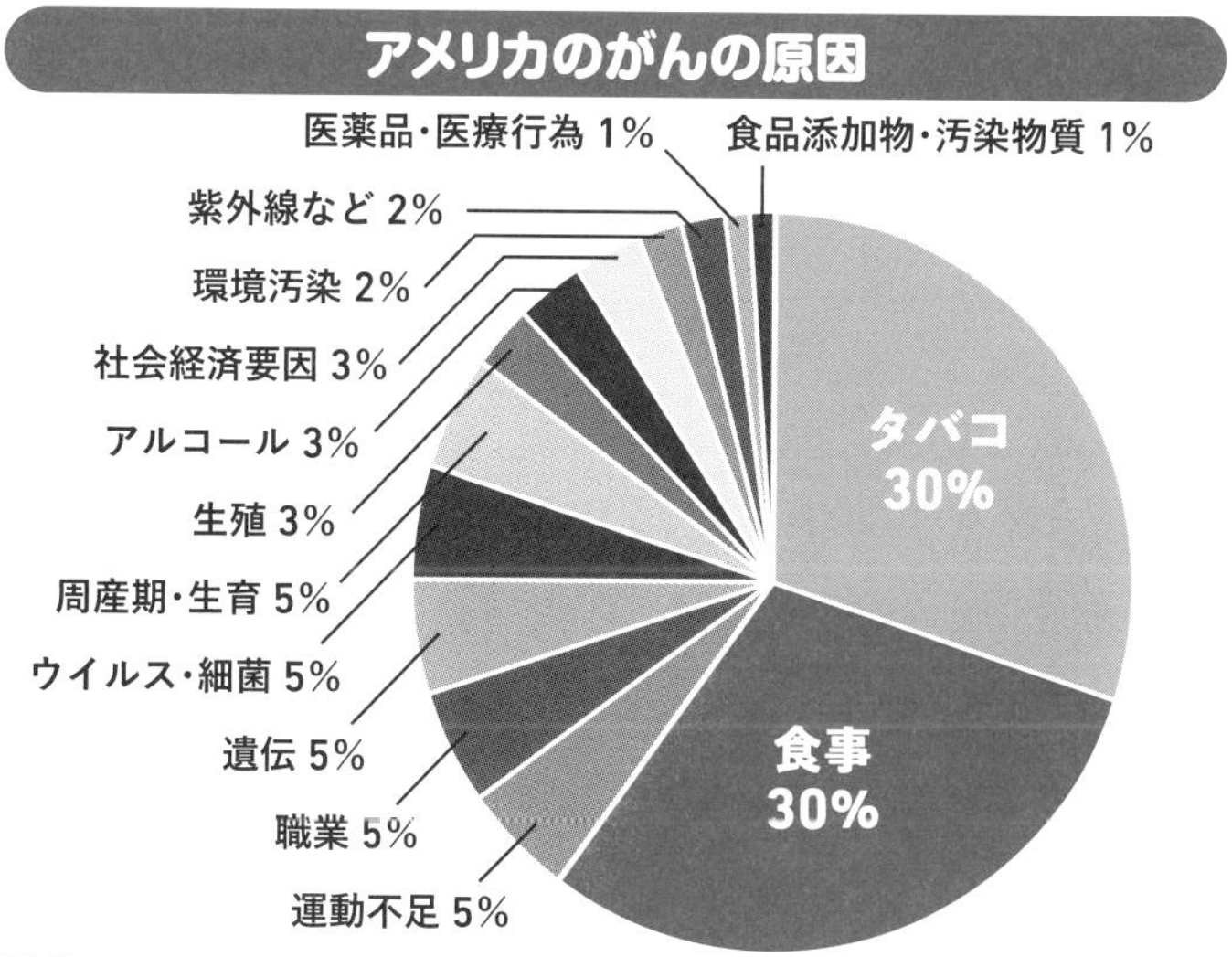

出典：Harvard Report on Cancer Prevention Vol.1: Causes of human cancer. Cancer Causes Control 1996; 7 Suppl 1:S3-59

人生の課題である、老化の防止や健康維持が、自分の力ではどうすることもできない遺伝子という要素よりも、食事などの生活習慣の改善で対処できることは大きな希望ではないでしょうか。

また、最新の医学研究で、腸の状態が、全身の代謝や免疫、さらにはアンチエイジング（抗加齢）にも影響を与えているということがわかってきました。

食生活の改善で、長生きを目指しましょう！

「長生き腸」とは多様な菌が暮らしている状態である

2章では、「長生き腸」をつくるための「ご長寿菌」について解説するとともに、その増やし方をお伝えします。ただその前に、「長生き腸」についてより理解を深めるために、もう少しだけ私たちの腸内環境について解説させてください。

私たちの腸内に棲んでいるのは、善玉菌、悪玉菌、日和見菌といった細菌だけではありません。ほかにもアーキアとも呼ばれる古細菌（古代からいる単細胞生物）、カビ（真菌）類、それにウイルスなど、さまざまな微生物が暮らしています。その数は100兆～1000兆個と推定されます。

こうした微生物と、微生物が持つ300万個を超える遺伝子（これは人間の遺伝子の150倍もあります）を含めて、**「マイクロバイオーム」**といいます。マイクロバイオームは腸だけでなく、実は**皮膚の表面や口の中、女性器内などいたるところに**

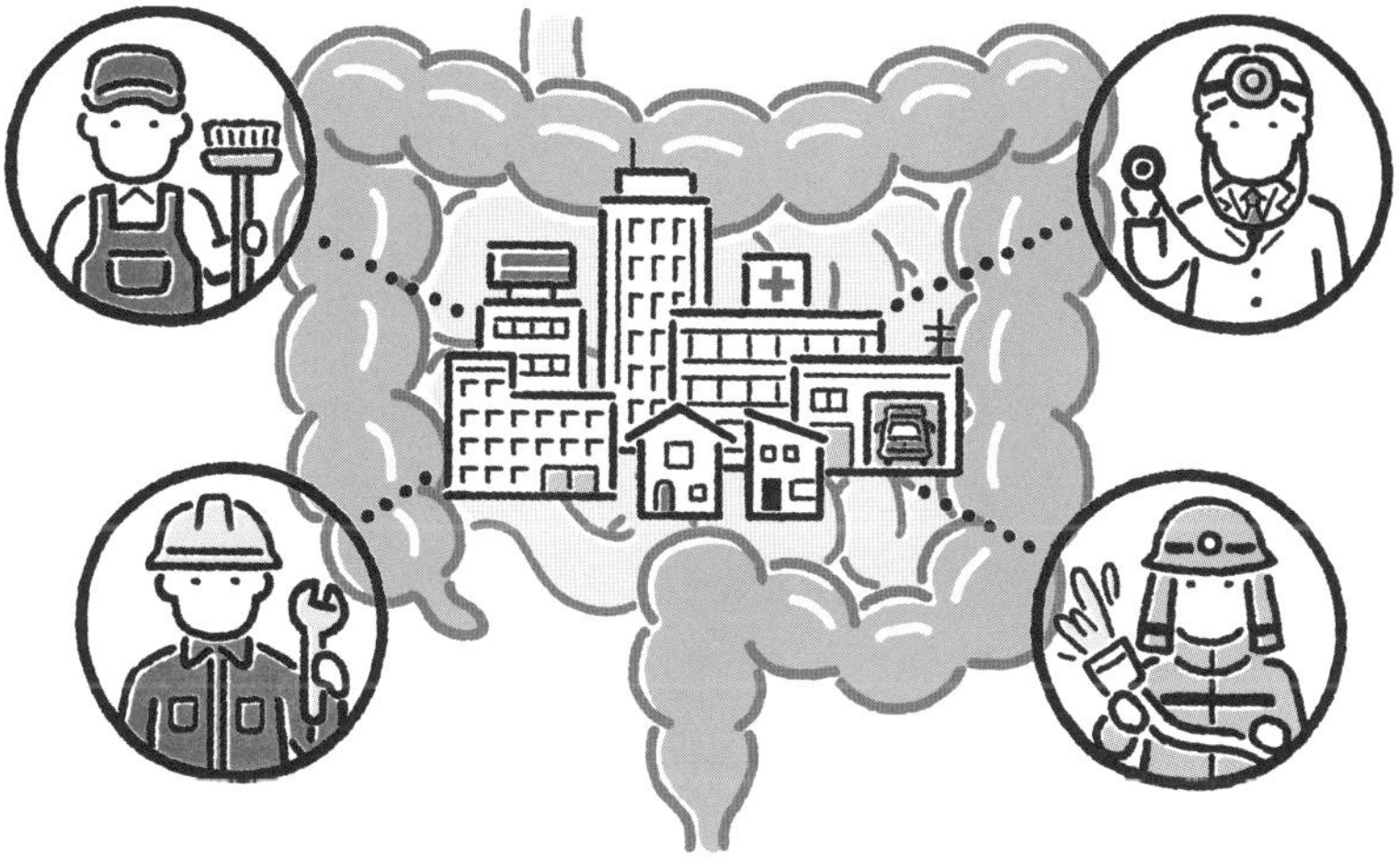

存在しています。その中で、腸はもっとも大きいマイクロバイオームの本拠地です。

ちょっと想像してみてください。**あなたの腸の中には巨大なマイクロバイオームの都市があり、多様な住民が住んでいて、清掃作業員、配管工、消防士、医師といった職業に就き、それぞれの役割を果たしています。そのバランスが保たれている限り、都市は順調に機能し、体を守るほうへと働いてくれるのです。**

腸の中のマイクロバイオームは、医学界や医療産業でも今もっとも注目されているテーマの一つです。理由は、「腸内マイクロバイオームが健康のさまざまな面に意外なほど影響している」という発見が相次いでいるからです。

たとえば、腸内の微生物はほかの細菌を調節し、食物繊維の分解・発酵を促したり、熱を発生させて基礎代謝を上げたりすることがわかっています。また、腸内マイクロバイオームが多様であればあるほど、免疫系は丈夫で順応性が高くなるなど、健康な腸内マイクロバイオームのいい働きは数え切れません。

つまり、いくら特定の注目すべき「ご長寿菌」があるといえど、**極端にその菌だけを育てるよりも、ご長寿菌を育てつつ、腸内の生態系も大事にしてほしい**のです。

ここまで読んで、「菌の多様性を意識しながら、特定のご長寿菌も育てるというのは矛盾しているのでは？」と思われた方もいるかもしれませんね。ですがそこは心配しなくても大丈夫です。なぜなら、**ご長寿菌を育てる食事は、結果的にさまざまな善玉菌を育てるのにも適している**からです。

私がお伝えしたいのは、**ご長寿菌を育てるからといって、1つの食材だけを偏って摂るような極端な食生活をやめていただきたい**ということです。

ただし、腸内細菌叢の種類を減らしてしまう避けるべき食べ物はあります。研究では、麺類ばかり食べる人、ソフトドリンク（清涼飲料水）をよく飲む人の腸内細菌叢は貧弱で、多様性が失われていました。ソフトドリンクばかり飲むと、病気につながる「老いる菌」（クレブシエラ、ストレプトコッカスなど）が腸内で増える現象が観察されています。そして、体によい短鎖脂肪酸をつくってくれる「ご長寿菌」（後ほどご説明するフェカリバクテリウム・プラウスニッツィや、ブラウチア、ロゼブリアなど）は減少してしまうのです。これは単糖類※が悪影響を与えているようです。また、「カロリーゼロ」をうたう人工甘味料も腸内細菌叢を大きく乱しますので、控えるべきです。

また、喫煙も腸内細菌叢を悪化させます。喫煙をすると、短鎖脂肪酸をつくる「ご長寿菌」（フェカリバクテリウム・プラウスニッツィやラクノスピラなど）が減少してしまいます。さらに**タバコは、腸内細菌が毒素をつくる遺伝子のスイッチをオンにしてしまい、腸内細菌の病原性を高めてしまう**ので、ぜひ禁煙をおすすめします。

それではいよいよ次のページからは、現代医学で証明された特に育てたい「5大ご長寿菌」の詳細と、その菌を育てるのに適した食材をご紹介していきます。自分のおなかの中に「5大ご長寿菌」がいることをイメージしながら食事を摂ると、長生き効果もアップしますよ。

※小腸で吸収されにくく、発酵性のある4種の糖質のうちの一つ。詳しくは、P104参照。

健康長寿をもたらす特に注目すべき5つの「ご長寿菌」とは？

腸内環境のあるべき姿は一つではありません。

先ほど、腸内を都市に見立ててお話ししましたが、世界の大都市が似ているところはあっても、まったく同じということはないように、人間の腸内環境も一人一人異なり、その人なりの個性を持っています。

その違いは食事の好き嫌いや環境、使っている医薬品、運動習慣のほか、飼っているペットによっても影響されます。そして、その人の人生とともに変化を続け、高齢期になってもなお、ダイナミックに細菌の種類や数の構成を変えていきます。

特に、野菜や果物などで食物繊維を多めに摂り、脂肪分を控えめに摂ってきた人と、植物性の食べ物をあまり摂らなかった人とでは構成が大きく異なります。前者がより多種多様な腸内細菌を持つのに対して、後者は細菌の種類や数に偏りが見られ、**その個人差は高齢になればなるほど大きくなります。**

ただし、すべての人に共通する「長生きのための腸内細菌」が存在するのです。それがこれからお伝えする「ご長寿菌」です。特に次の5つの菌を強くおすすめしたいと思います。

まず、善玉菌として有名な**「ビフィズス菌」**と**「乳酸菌」**、そして今、医学界で注目されている**「酪酸菌」「アッカーマンシア・ムシニフィラ」「フェカリバクテリウム・プラウスニッツィ」**です。

一般的には、60歳を機に腸内細菌の割合が変わり、年齢とともにビフィズス菌などの善玉菌が減り、大腸菌などの悪玉菌が増える傾向があります。しかし、**80歳を超えても元気な方や、ご長寿の多い地域の方々の腸には、ビフィズス菌をはじめ、今、ご紹介した5つのご長寿菌が多いのです。**

実際、これらが腸の健康、そして体の健康を保つ効果があることが科学的にもわかってきました。

それではここからは、この5つの菌がどのようなものか、具体的にご紹介します。

このご長寿菌を増やそう

1 長寿者の多くが持っていた「酪酸菌」

酪酸菌

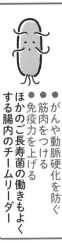

●がんや動脈硬化を防ぐ
●筋肉をつける
●免疫力を上げる
ほかのご長寿菌の働きもよくする腸内のチームリーダー

先ほど5つ挙げたご長寿菌の中でも、特に注目されているのが、「酪酸菌」です。1章でも少し触れましたが、酪酸菌は水溶性食物繊維（穀類・海藻・野菜など）をエサとして自らが発酵し、代謝物として酪酸を生み出す菌のこと。酪酸とは「短鎖脂肪酸」の一つです。短鎖脂肪酸は主に「**酪酸**（ほとんどが腸の上皮細胞のエネルギーとして使われる）」「**酢酸**（強力な抗菌作用で、有害な菌が増えづらい環境をつくる）」「**プロピオン酸**（ビフィズス菌を増やす）」の3つで、さまざまな健康効果をもたらすことがわかっています。

実際に、酪酸菌がいかにすごいか、例を挙げてみましょう。

「長寿の町」として知られる京都の京丹後市内には、100歳以上の高齢者が全国平均の約3・1倍もいます。ここに住む高齢者を対象に腸内環境を調査したとこ

ろ、ほかの地域の高齢者と比べて腸内に酪酸菌を格段に多く持っていることがわかりました。

同じ京都府内で、京丹後市と京都市の都市部に住む高齢者の、腸内フローラと健康状態を比較したところ、酪酸菌の重要性を裏付ける結果が出ました。京丹後市内に住む高齢者のほうが血管年齢が若く、大腸がんや糖尿病、認知症などの患者数が少ないことが判明したのです。つまり、病気になる人とならない人の分かれ目は、酪酸菌にあったのです。

これは何も京丹後市の人に限ったことではなく、鹿児島県・奄美群島の徳之島や、沖縄県・南大東島などの長寿地域の人の腸の中にも酪酸菌が多いことが報告されています。

また、年齢を重ねると、どうしても筋力が衰え、歩くスピードが遅くなりがちで、サルコペニア（筋肉減少症）になりやすいのですが、京丹後市の高齢者にはサルコペニア患者がとても少ないことが判明しました。このことについては、後ほど詳しく解説します。

酪酸菌は腸内の酸素を減らし腸内フローラを整える

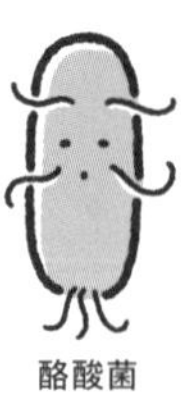
酪酸菌

酪酸菌がつくる酪酸は、腸内フローラ（腸内細菌叢）の健康維持に一役買っています。

私たちの大腸の中は、本来、酸素がほとんどない「無酸素状態」です。なぜなら、酪酸菌、ビフィズス菌などの善玉菌は、酸素に触れると死んでしまうからです。**無酸素の腸内環境があってこそ、善玉菌がしっかり働いてくれる**のです。これらの菌は、酸素を嫌うので「嫌気性菌」と呼ばれます。それに対して、サルモネラ菌や大腸菌などの悪玉菌は、酸素を好む「好気性菌」です。腸内フローラを構成している腸内細菌には、大きく分けてこの2種類が存在しています。

そこで酪酸菌の出番です。**酪酸菌がつくる酪酸には、大腸内の酸素を減らす働きがある**のです。酪酸はそのほとんどが大腸表面の細胞（粘膜上皮細胞）のエネルギー

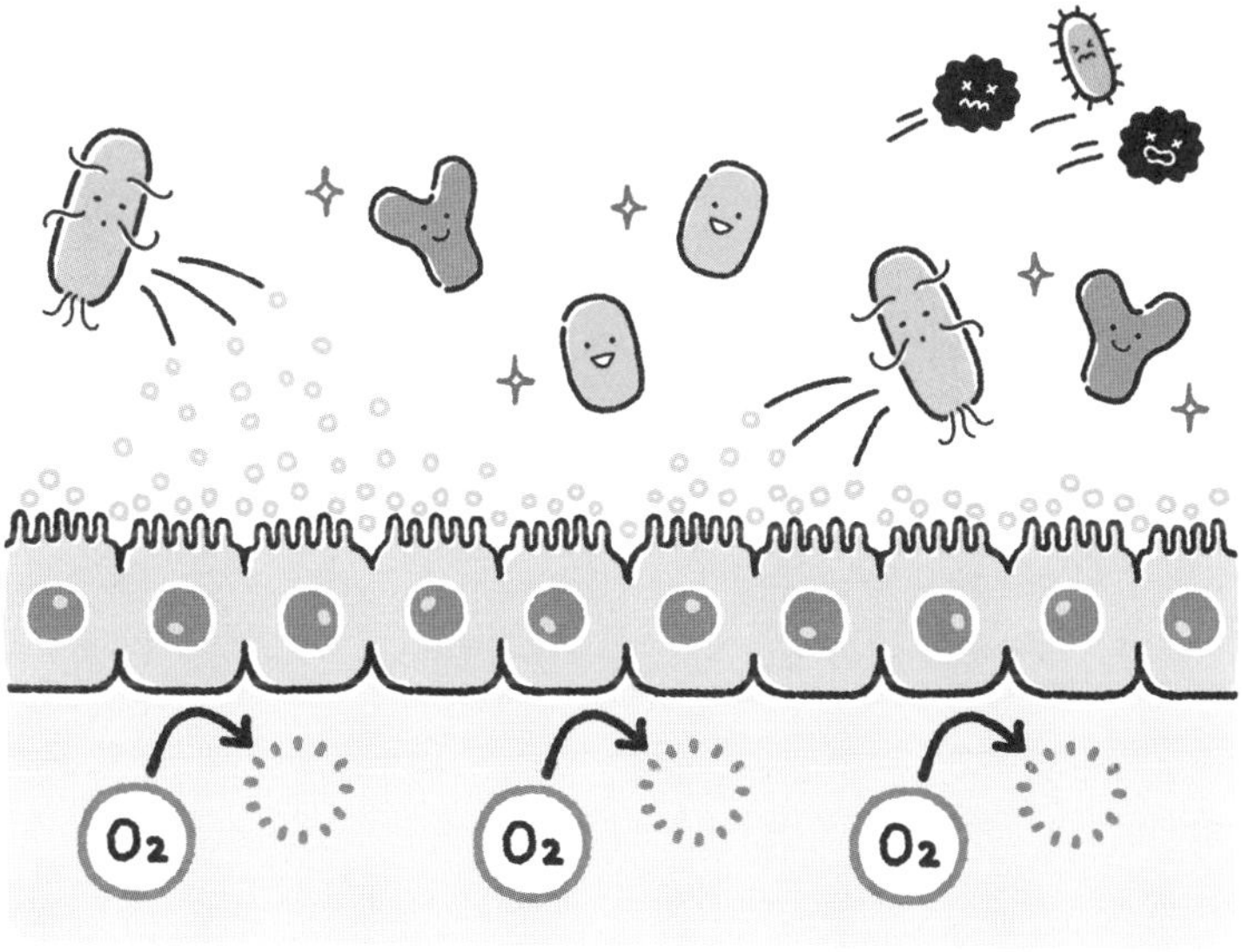

源になり、**粘膜上皮細胞の代謝を促して酸素を消費させます。その結果、悪玉菌の増殖が抑えられ、腸内環境を整える作用がある**のです。

つまり、酪酸が増えると大腸内の酸素が少なくなり、酸素を好む悪玉菌は元気がなくなって数が減っていく一方、酸素を嫌う善玉菌が活発に活動しやすくなります。

腸内の酸素を消費してくれる酪酸の働きがあってこそ、善玉菌が棲みやすく、悪玉菌が棲みにくい、健康的な腸内フローラが保たれるといえるのです。

筋肉をつけるのに役立つ「ラクノスピラ菌」

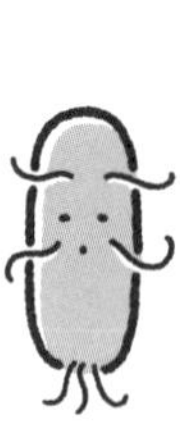
酪酸菌

先ほどの京丹後市などの例にもあるように、長寿の町に住む高齢者の腸内には、酪酸菌がたくさんいることがわかりました。その中でも特に多かったのが、酪酸菌の代表ともいえる「ラクノスピラ菌」です。

ある研究では、ラクノスピラ菌を持っている人は、筋肉量が多いことが判明しました。**腸内にラクノスピラ菌がたくさんいる人ほど、歩行速度が速く、握力が強いという統計結果が出たのです。これはつまり、ラクノスピラ菌を増やすことでサルコペニア（筋肉減少症）の予防ができるということです。**これは、酪酸が筋肉を萎縮させる酵素を抑え込んでくれるからです。

老化速度について検討した論文によると、生物学的な老化のスピードを早める要素として、**①握力が弱い　②歩行速度が遅い　③バランス能力が弱い　④外見が老**

けて見える　⑤老化に対する否定的な考え方を持っている　⑥75歳まで生きられないと考えている　⑦視力、聴力の低下　⑧脳の表面積が少ない　⑨ＩＱテストの点数が低いということが挙げられています。そのうちの２つ、①②がラクノスピラ菌によって改善できるということですから、その働きがいかに大きいか、わかっていただけると思います。

さらに、歳を取っても筋肉量が減らない人への食生活アンケート調査を分析してみると、「筋肉量と肉などのたんぱく質の摂取量には相関がない」ことがわかってきました。すなわち、**日本人の長寿者の場合、サルコペニアを予防するために必ずしも肉などを極端に摂取する必要はないということ。**一般的に筋肉をつくるには動物性たんぱく質が重要視されていますが、それよりむしろ、腸内のラクノスピラ菌を増やすほうが筋肉維持に重要だという事実は、研究者をも驚かせました。

では、ラクノスピラ菌が多い人はどんなものを食べていたのでしょうか？　その答えが、**豆類、野菜、果物など、酪酸菌を増やす食事**です。豆類、野菜、果物をたくさん含んだ食事の代表といえば、何といっても日本食。そして、寿命を長くするといわれている地中海食です（詳しくはＰ114参照）。

酪酸菌は腸内のバリア機能を高め、「腸もれ」を防ぐ

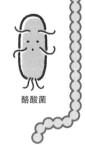

酪酸菌

腸の粘膜を正常にするのも酪酸の働きです。健康な腸の粘膜は、腸内で消化された栄養分だけを通過させて血中に送り込み、未消化の栄養分や有害物質などをブロックする働きを持っていますが、その役割に欠かせないのが腸の表面を覆う粘液。酪酸には、腸の表面にある水分やミネラルを吸収させ、腸のバリア機能として働く粘液を分泌させる機能があるのです。つまり**酪酸菌なくして腸のバリア機能の強化はありません。**

実は最近、日本人の食生活が一変し、腸のバリア機能が低くなってしまいました。もともと私たち日本人は明治期になるまで魚を主として動物の肉は食べませんでした。しかし、食の欧米化に伴い、肉をはじめとする脂っこい高脂肪食を食べるようになりました。すると、酪酸菌が育たず**さまざまなダメージからの壁となって**

正常な腸粘膜とリーキーガット症候群の腸粘膜

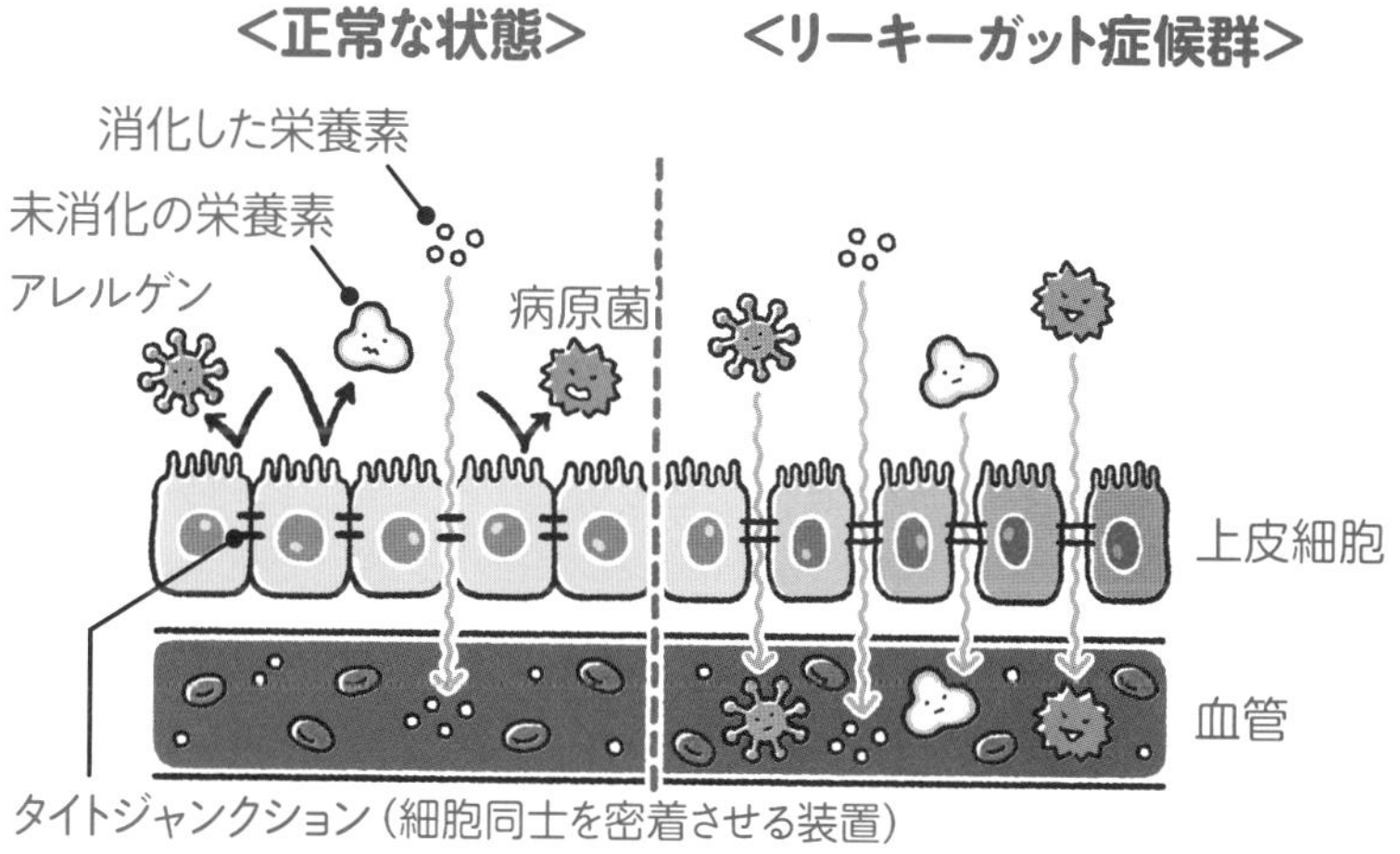

くれていた粘液が減少してしまったのです。これにより、細胞同士のつながりが壊され、スカスカになる「リーキーガット症候群」※という状態に。リーキーガットになると腸内細菌の毒素が少しずつ血液中にもれ出し、全身を巡ります。わずかな量ですから、熱が出るなどわかりやすい症状は出ません。しかし、10〜20年もの長い間、体がこの毒素にさらされ続けると、全身に慢性的な炎症を起こします。**自覚症状がなくても動脈硬化、肥満、糖尿病、慢性腎不全など、老化を引き起こすことがわかってきました。**高脂肪食の摂りすぎは全身の老化を進行させてしまうのです。

※リーキーガットは「もれやすい（leaky）」「腸（gut）」の意味

酪酸菌は、免疫力やストレス耐性も上げてくれる

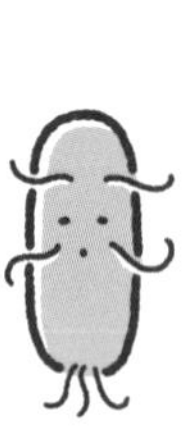

酪酸菌

酪酸がもたらすご長寿効果はまだまだあります。その一つは、「免疫力を高める」ことです。

先ほど、酪酸が腸粘液によるバリア機能を高めるとお話ししましたが、その粘液の中には、侵入してきたウイルスや病原体と結合して、それらを無力化するように働く「抗体」と呼ばれる免疫物質が数多く含まれています。中でも中心的なのが「ＩｇＡ」という抗体（P47の図を参照）で、酪酸はこのＩｇＡを増やす機能を持っているのです。つまり、**腸の中に酪酸が十分にあれば、粘液内のＩｇＡが増えて、免疫力がアップする**ということ。

免疫力が十分に高まれば、さまざまな病気の予防につながります。特に**酪酸には、がん細胞に含まれる悪玉細胞の攻撃（免疫力を下げる力）を抑える働きがあります。**

実際、たとえがん（肺がんや転移性腎がん）になっても、酪酸菌※を服用すると抗がん剤（免疫チェックポイント阻害剤）の効果が上がり、生存率が高まることが報告されています。

また、**感染に対する抵抗力（抗菌力）も上がり、ウイルス性肺炎の重症化を防ぐという報告もあります。**つまりは、免疫力を高めて私たちの体を病気から守り、罹患しても回復を早めるサポートをしてくれるのです。

酪酸のもう一つの重要な働きとして、「セロトニン」の合成を促すことがわかっています。セロトニンはストレスをやわらげ、睡眠の質を上げるため、別名「幸せホルモン」とも呼ばれています。実はこのセロトニン、脳内で分泌されるイメージがありますが、脳でつくられるのはたった2％のみ。90％は腸でつくられています（残りの8％は血液中）。腸でつくられたセロトニン自体は脳に直接作用することはないとされていますが、酪酸は血液によって脳まで運ばれ、セロトニンの合成に役立っているのです。

私たちが元気に毎日を送ることができるのも、酪酸菌の活躍があればこそ。酪酸菌が心も体も元気にしてくれるのです。

※クロストリジウム・ブチリカム
(Clostridium butyricum MIYAIRI 588;「ミヤBM」,「ミヤリサン」)

動脈硬化や免疫の暴走を抑えてくれる!? 特に注目の「ロゼブリア菌」

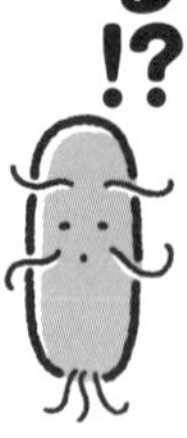
酪酸菌

日本国内の百寿者（100歳以上の高齢者）は9万2140人ほど。中でも京丹後市の百寿者の腸内フローラの特徴として、酪酸菌、その中でも「ロゼブリア菌」という酪酸菌の仲間が多いことがわかっています。

ロゼブリア菌は酪酸産生菌の中でも、もっとも酪酸をつくり出す力が強力です。**主な作用としては、動脈硬化を抑える**ことが判明しています。動脈硬化を起こしやすいマウスにロゼブリア菌を移植すると、動脈硬化が起こりにくくなります。

また、腸のバリア機能を強くし、**免疫力を向上させる働きもあります。**

さらに、コロナウイルスなどのウイルスに感染した時に重症化する大きな原因となる、「サイトカインストーム」という免疫の暴走を止める力があります。サイトカインストームとは、本来、私たちの体を守るべき免疫細胞たちが過剰に働いてコ

サイトカインストーム発生の流れ

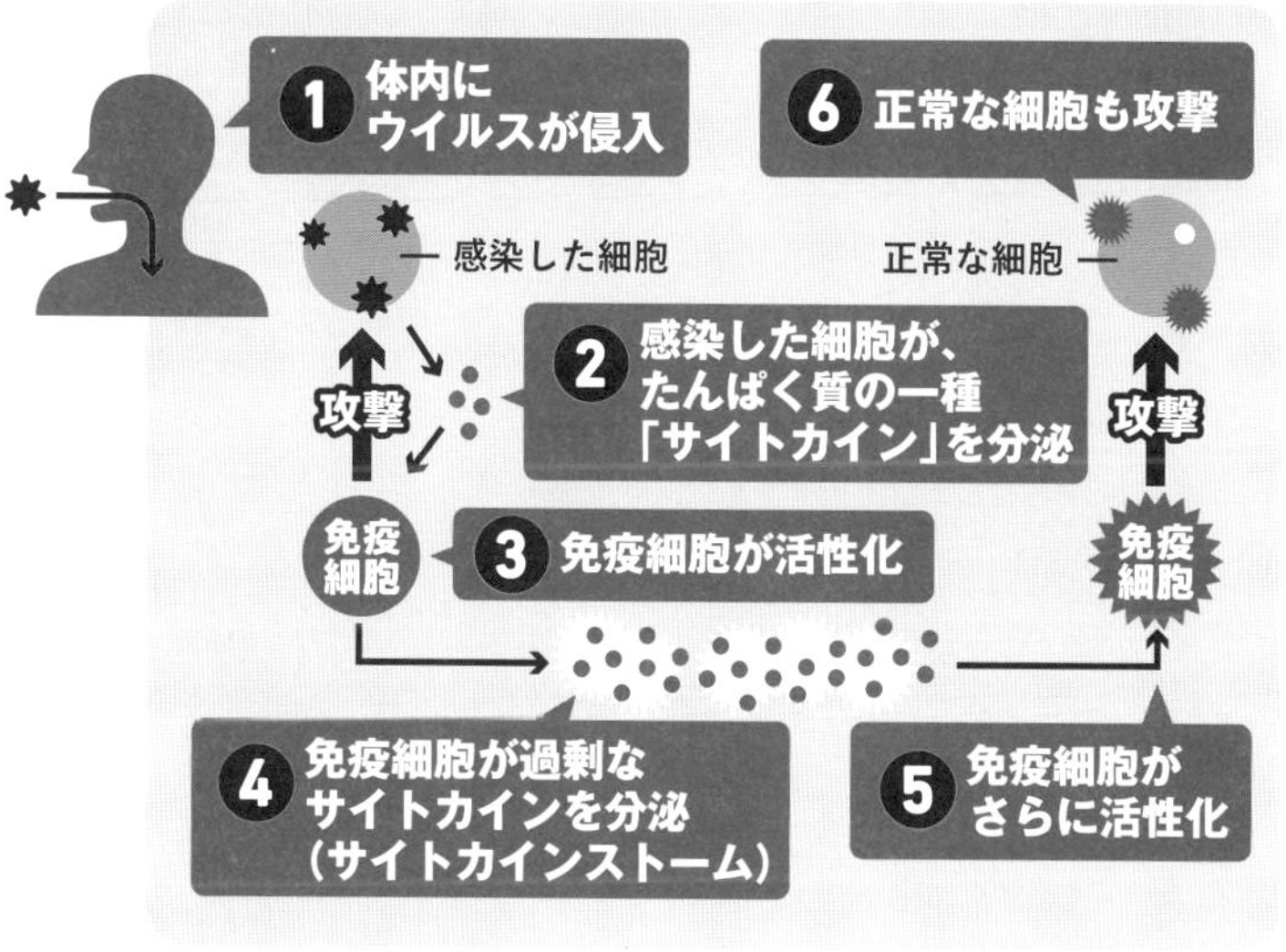
1 体内にウイルスが侵入
感染した細胞
攻撃
2 感染した細胞が、たんぱく質の一種「サイトカイン」を分泌
免疫細胞
3 免疫細胞が活性化
4 免疫細胞が過剰なサイトカインを分泌（サイトカインストーム）
5 免疫細胞がさらに活性化
免疫細胞
攻撃
正常な細胞
6 正常な細胞も攻撃

ントロールが効かなくなり、仲間同士で攻撃し合うこと。これにより肺炎などを引き起こしてしまいます。その結果、状態が悪くなり、最悪の場合は死に至ることもあります。

しかし、ロゼブリア菌がコントロールする免疫細胞「制御性T細胞」（P47の図Treg《ティーレグ》参照）が活性化されると、この暴走を食い止められます。この**制御性T細胞はほかの免疫細胞との調整をする細胞なので、これが誘導されると、自分の体を攻撃していた免疫細胞が大人しくなり、〝自分いじめ〟をやめるようになるのです。**

酪酸菌を増やすため豆類や海藻類を食べよう

酪酸菌

酪酸菌については、菌そのものを含む食材があまり多くありません。そこで、酪酸菌のエサになる食物繊維、とりわけ大好物の水溶性食物繊維が豊富な食べ物を積極的に摂りましょう。

酪酸菌の栄養源となり、増殖を助ける食材には、豆類、穀類、果物、野菜（特に根菜）、海藻類などがあります。これらが酪酸菌を活性化させることで、菌の代謝物である酪酸が増え、腸から体を健康にしてくれます。**事実、長寿の町としてご紹介した京丹後市や徳之島、沖縄の長寿地域の方々は、ワカメやノリ、モズクといった海藻類や、大豆やアズキ、エンドウ豆といった豆類、カボチャやダイコンといった根菜をよく食べています。**また、水溶性食物繊維には、胃や腸で水分を吸収して大きくふくらみ、便通を促進する効果もあるので、便秘に悩む方には特におすすめです。

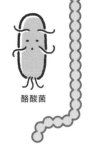

酪酸菌を増やす食材

酪酸菌そのものを含んでいる食べ物は少ないため、酪酸菌のエサになる水溶性食物繊維を含む食材を選ぶのが得策！

酪酸菌を含む食材

- ぬか漬け
- 臭豆腐

など

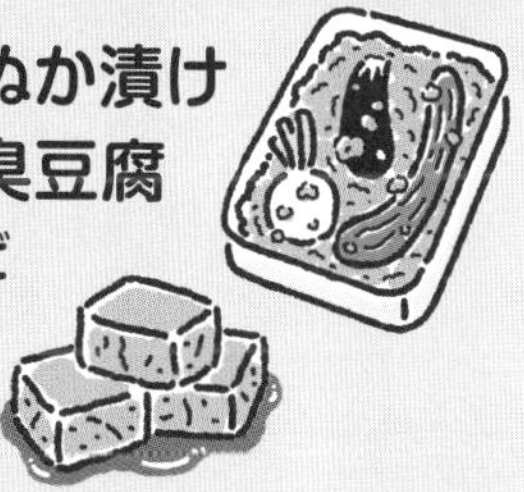

海藻類

- ワカメ
- ノリ
- コンブ
- ヒジキ
- メカブ

など

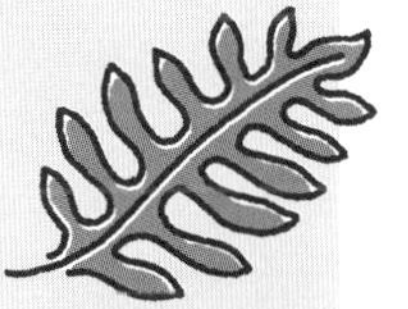

豆＆豆製品

- 豆腐
- アズキ
- 納豆
- 蒸し大豆

など

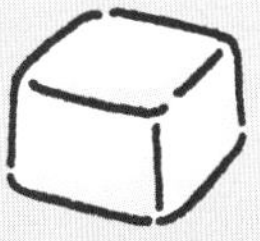

穀物

- 玄米
- もち麦
- ライ麦パン

など

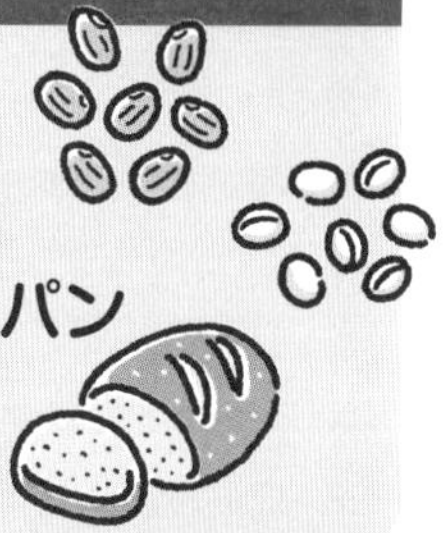

きのこ

- シイタケ
- ナメコ
- シメジ
- エノキ
- マイタケ

など

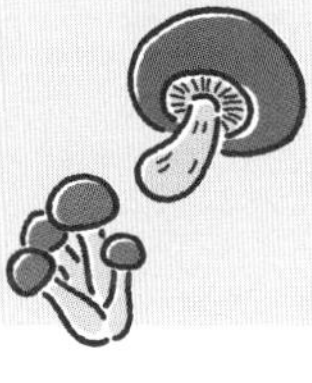

根菜＆果物

- ダイコン
- リンゴ
- ゴボウ
- キウイ
- ニンジン
- バナナ

など

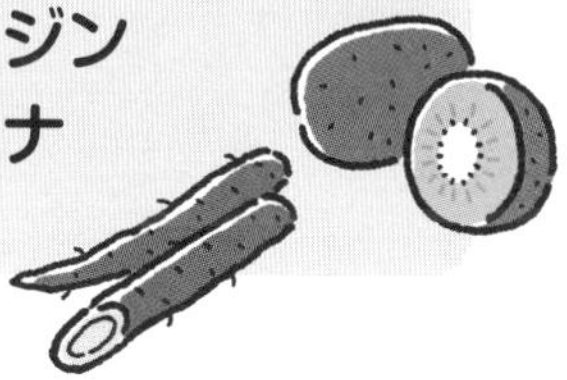

2 もう一つの次世代ご長寿菌「アッカーマンシア・ムシニフィラ」

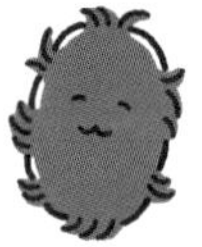

アッカーマンシア・ムシニフィラ

- 腸の粘液層を厚くし、丈夫にする
- 抗がん剤の効きを高める
- アンチエイジングも叶える

長寿研究で今、もっとも注目される期待の新星!

酪酸菌に続き、次世代ご長寿菌として世界的に名高いのが、「アッカーマンシア・ムシニフィラ」という腸内細菌です。

名前がとても長いので、まずはその由来をお話しします。アッカーマンシア・ムシニフィラは、オランダの細菌学者・アッカーマンスの名前にちなんでいます。そして、ムシニフィラは「ムチンを好む細菌」を表しています。「ムチン」とは、腸の粘膜の粘液層にあるネバネバした粘液物質のこと。この腸内細菌はムチンが大好物で、ムチンを栄養源として生きています。それで、「アッカーマンスさんのムチン大好き細菌」＝アッカーマンシア・ムシニフィラと名付けられたのです。

これで少し覚えやすくなったでしょう。

アッカーマンシア・ムシニフィラの主な働きは、腸の粘膜を守る粘液層（ムチン層）

を増やして粘液層を厚くし、腸のバリア機能を高めて免疫力をアップさせることです。

「でも、ムチンを食べて生きているのなら粘液層は減ってしまうんじゃないの？」と思われそうですが、そうではありません。もともとはムチンを食べて分解する菌ですが、私たちの体に「ムチンをつくれ！」と指令を与えて増やしてもくれるのです。もう少し詳しく言うと、この菌はムチンをエサとして酪酸などの短鎖脂肪酸をつくります。この短鎖脂肪酸が、ムチンをつくり出す細胞※にエネルギーを与え、ムチンがたくさんつくられるのです。つまり、**「ムチンを食べながら、ムチンを増やす」**働きをしている腸内細菌というわけです。

血糖値が高い人、コレステロール値が高い人、肥満度の高い人の腸内では、特にアッカーマンシア・ムシニフィラが不足しています。しかし、食事次第で増やすことが可能です。

その証拠に、ご長寿が多いエリアにはこの菌を持っている人が多く、「ご長寿菌」と呼ぶゆえんはそこにあるのです。

※ゴブレット細胞（P47の図参照）

肥満を予防し、抗がん剤の効きもよくする

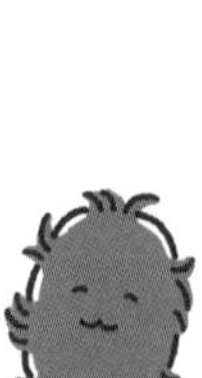

アッカーマンシア・ムシニフィラ

アッカーマンシア・ムシニフィラには、**肥満や高血糖に対抗する力があります。**

肥満や糖尿病の人、おなかの調子が悪い人は、敵から腸を守ってくれる粘液層が薄い状態です。その結果として、細菌や細菌の毒素が腸からもれて、血液中に循環するようになる、リーキーガット症候群に陥ってしまいます。

しかし、そういう人にアッカーマンシア・ムシニフィラを飲ませると、リーキーガット症候群が改善し、腸もれが見られなくなるのです。**アッカーマンシア・ムシニフィラには、薄くなって傷ついた腸粘膜の細胞と細胞の隙間（P65の図にあるタイトジャンクションを参照）を密着・結合させ、腸のもれやすさを防ぎ、腸管の粘膜バリアがスカスカになった状態を改善してくれる作用がある**ことがわかっています。

毒がもれづらくなることで、全身の毒素血症が減り、腸の慢性炎症が抑えられま

す。これにより糖尿病や肥満、動脈硬化が抑えられると考えられています。さらに糖尿病に関しては、インスリンの効きがよくなるという報告もあります。

アッカーマンシア・ムシニフィラはまた、**抗がん剤治療を効果的にするといわれ、がん患者の寿命を長くするという科学的根拠のある腸内細菌**です。

たとえば、アメリカのジミー・カーター元大統領は、２０１５年8月、メラノーマというがんを患っていると公表。余命３カ月と診断されました。しかし、その数カ月後には「免疫療法」によって一部消滅したと伝えられ、翌年３月にはそれ以上治療を受ける必要がないほど病状が回復しました。

元大統領の治療に使われたのは、「オプジーボ」という新しいがん治療薬（免疫チェックポイント阻害剤）です。ただ、オプジーボが効くかどうかは、患者がアッカーマンシア・ムシニフィラを腸内に保有しているか否かに大きく左右されます。この菌を保有していなければオプジーボは効きづらいのです。そして、結果は期待以上のものでした。元大統領をがんから救ったのは、自身が持っていたアッカーマンシア・ムシニフィラだったのです。なんと彼は、２０２３年10月には無事に99歳の誕生日を迎えています。

アンチエイジングを実現し、難病・ＡＬＳの予防も期待される

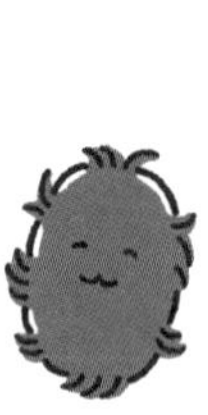

アッカーマンシア・ムシニフィラ

アッカーマンシア・ムシニフィラの研究が進み、現在では「アッカーマンシア・ムシニフィラが若返りの栄養素を体内でつくってくれる」こともわかってきました。そう聞くと、あなたも興味を持たれるのではないでしょうか。

若返りの決め手として「ＮＡＤ」という補酵素が、世界中から注目されています。ＮＡＤは、加齢によって傷ついたＤＮＡを修復し、元気な細胞を維持します。これによって老化を制御する「サーチュイン遺伝子」が活性化。アンチエイジングにつながるというしくみです。このＮＡＤが加齢とともに減ることで、肌をはじめとした全身が老化してしまいます。

アッカーマンシア・ムシニフィラは、このＮＡＤに変換される「ニコチンアミド」という成分をつくり出します。これにより減少してしまったＮＡＤを補うことがで

きるのです。これが、この菌がすごいとされる理由です。

さらにアッカーマンシア・ムシニフィラがつくるニコチンアミドには脳神経系を保護する作用があることも発見されました。

あなたは「ALS（筋萎縮性側索硬化症）」という病気をご存知ですか？ ALSは、筋肉を動かす神経が障害を受け、次第に筋肉がやせて力がなくなる原因不明の難病で、イギリスの理論物理学者のホーキング博士がかかっていたことで有名です。

ALSモデルマウスの腸の中を無菌状態にしてしまうと、この病気の進行が早まり、死亡率が急上昇してしまいます。その結果から、マウスの神経を保護する作用を持つ腸内細菌が存在するはずだと推測されました。そこで、詳しく調べていくと、マウスの腸内にいるアッカーマンシア・ムシニフィラがつくるニコチンアミドがマウスの神経保護に役立っていることが判明したのです。実際に、ヒトのALS患者の血液や脳脊髄液中ではニコチンアミドが不足していることからも、アッカーマンシア・ムシニフィラの重要性がわかります。

アッカーマンシア・ムシニフィラは ベリーや緑茶で増やす

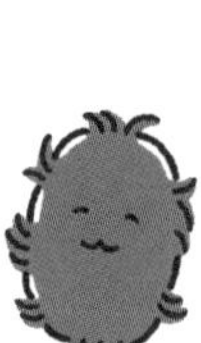
アッカーマンシア・ムシニフィラ

老化を抑える究極の善玉菌、アッカーマンシア・ムシニフィラを増やすのは、ブドウやクランベリーに含まれるポリフェノール、緑茶に含まれるカテキンの一種・エピガロカテキンガレートなどです。

ブドウ由来のポリフェノールでアッカーマンシア・ムシニフィラが増えることにより、腸のバリア機能が高まります。さらに血糖値を下げる「インクレチン」という小腸ホルモンの分泌も活発になります。

クランベリー由来のポリフェノールはこの菌を増やすことで、腸の炎症を抑え、糖尿病を改善させることがわかっています。リンゴ由来のプロシアニジンもクランベリーと同様の効果があります。漢方薬の防風通聖散《ぼうふうつうしょうさん》、糖尿病薬のメトホルミンもアッカーマンシア・ムシニフィラを増やします。

アッカーマンシア・ムシニフィラを増やす食材

ブドウ、ベリーだけでなく、緑茶の中のカテキンも、リンゴの中のプロシアニジンも、すべてポリフェノールの一種です！

ポリフェノールを含む食材

- ブドウ
- クランベリー
- ブルーベリー
- イチゴ
- カシス

など

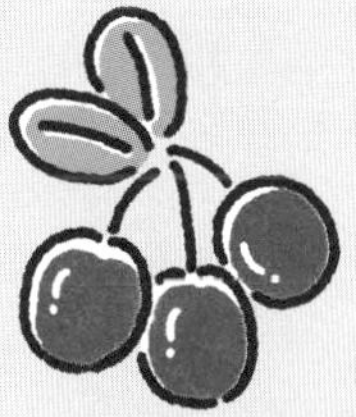

茶カテキンを含む食材

- 緑茶

※緑茶の中の「エピガロカテキンガレート」が有効。ただし、カフェインが入っているため摂りすぎには注意

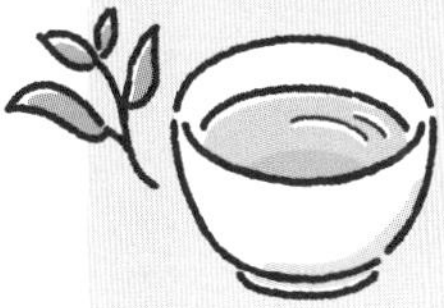

プロシアニジンを含む食材

- リンゴ

※リンゴ由来のプロシアニジンが効果的

3 炎症を抑え、代謝をよくする「フェカリバクテリウム・プラウスニッツィ」

フェカリバクテリウム・プラウスニッツィ

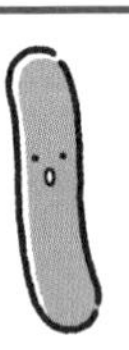

- 炎症を抑える
- 体の代謝を上げる

あまり知られていないけど、堅実に働き成果を出す長寿の立役者

3つ目にご紹介するご長寿菌は、健康なヒトの大腸に多く棲む腸内細菌の一つ「フェカリバクテリウム菌」です。正式名称はフェカリバクテリウム・プラウスニッツィ。フェカリは「便に関わる」、バクテリウムは「棒状の」という意味で、ほかの菌に比べて便に多く含まれ、人間以外のさまざまな生物の消化管内にも多数存在しています。

この菌の割合には個人差があるものの、全腸内細菌のおよそ5％を占めると考えられます。健康でやせ型の高齢者の腸内に多く存在していること、糖尿病などの疾患を持つ人の腸内ではこの菌が減少していることがわかっています。

フェカリバクテリウム菌もまた、酪酸をつくり出す菌として知られています。健康に有益な酪酸を産生するため、次世代のプロバイオティクス（人体によい影響を与

える善玉菌）としても期待されています。**その主な作用は、炎症を抑える働きです。そのため、「抗炎症菌」と呼ばれることもあります。**このほか、皮膚病（乾癬《かんせん》）、大腸がん、乳がん、脳の病気（多発性硬化症）などにも影響を与えると推測されています。

また、**フェカリバクテリウム菌には代謝を上げる作用があります。**その最大の理由は、基礎代謝は40代を境に50代、60代でガクンと落ちていきます。加齢です。代謝が低いと食べ物の栄養がエネルギーとして使いきれず、余るようになり、脂肪に変わって蓄積されてしまいます。中年以降に肥満が増えるのはこのためです。また、**代謝が下がると内臓の動きが悪くなり、冷え性や低血圧、低体温、疲れやすさ、肌荒れ、便秘など、さまざまな不調につながってしまいます。**

フェカリバクテリウム菌を増やすことで、代謝が上がれば血流がよくなり、栄養がスムーズに運ばれて細胞が活性化。これら不調の改善や老化防止になります。

代謝アップには運動で筋肉量を増やすことも大切ですが、食事を見直すことで、手軽に健康的で若々しい体を目指せます。フェカリバクテリウム菌を増やすことが、アンチエイジングに役立つことは間違いありません。

驚きの抗炎症作用！動脈硬化・糖尿病なども防ぐ

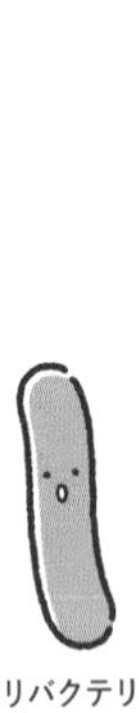

フェカリバクテリウム・プラウスニッツィ

フェカリバクテリウム菌の働きを、もう少し詳しく見ていきましょう。

先ほども述べましたが、**この菌が産生する酪酸は、抗炎症作用を持っています。**抗炎症作用とは、文字通り体の炎症を抑えてくれる働きのこと。炎症を抑える薬もありますが、効果がある反面、副作用もあります。しかし、**自分が持っている腸内細菌が病気による炎症を鎮めてくれるのであれば、体への負担はぐっと軽くなります。炎症を抑えることで腸の働きが正常に戻り、腸の老化が食い止められます。**

たとえば、クローン病のように、小腸や大腸の粘膜に慢性的な炎症があると、腹痛、血便、下痢、体重減少といったつらい症状が出てきます。

そこで、フェカリバクテリウム菌がつくり出す酪酸が、粘膜層を健康的な厚い状態へ戻すとともに、大腸を覆う粘膜細胞へ栄養分を供給。炎症を抑える作用のある免疫細胞（制御性T細胞）を増やすことで沈静化します。また、いくつかの酪酸は血液中へも入り込み、免疫システムを調整するなどして、炎症を抑えます。

さらに、フェカリバクテリウム菌がつくり出す酪酸は、糖尿病、動脈硬化などを予防。死亡のリスクを抑え、長生きへと導きます。

そのしくみをご紹介しましょう。糖尿病（1型糖尿病）は、免疫システムに異常が起こり、自分自身の正常な細胞まで攻撃してしまう「自己免疫疾患」という病気です。ほかにも関節性リウマチや潰瘍性大腸炎もこれに当てはまります。

これらの自己免疫疾患の患者さんは、健康な人に比べて酪酸の量が減少していることが報告されており、酪酸を産生するフェカリバクテリウム菌を増やすことで改善される可能性があります。

動脈硬化は、コレステロールが血管に蓄積し、塊を形成して動脈の壁が硬くなってしまう状態です。糖尿病で高血糖が慢性的に続くことでも起こります。これに対してもフェカリバクテリウム菌が一役買ってくれます。この菌が腸内環境を整えることで、血管を若く保つことができるのです。

フェカリバクテリウム菌を増やしたければ褐藻を摂取

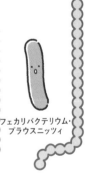

フェカリバクテリウム・プラウスニッツィ

フェカリバクテリウム菌を増やすなら、海藻、中でも**ワカメやコンブ、ヒジキ、モズクなどの褐藻**がおすすめです。これらには、アルギン酸ナトリウム（体重増加を抑え、コレステロールを減少させる機能を持つ多糖類）という水溶性食物繊維が含まれており、これが栄養源となってフェカリバクテリウム菌を増やすことがわかっています。**ほかにも、フラクトオリゴ糖を含む野菜や果物、食物繊維が豊富なゴボウなどを取り入れ、カロリーを控えた食事にすると、フェカリバクテリウム菌が増えやすくなります。**

さらに最新の研究で、近年、健康食品として注目されるミドリムシが、フェカリバクテリウム菌を増やすことが判明しています。腸内の健康が改善するとともに、酪酸菌も増加。排便を促進することが示唆されました。

フェカリバクテリウム・プラウスニッツィを増やす食材

褐藻は、海藻の中でも、緑に黄色を混ぜたような茶色っぽい色が特徴。フラクトオリゴ糖は優しい甘みを持ちます。

褐藻類

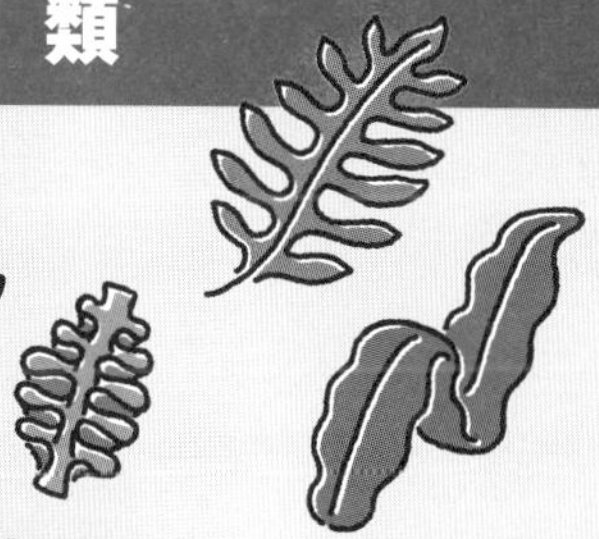

- ワカメ
- メカブ
- コンブ
- ヒジキ
- モズク
- アカモク
- アラメ

など

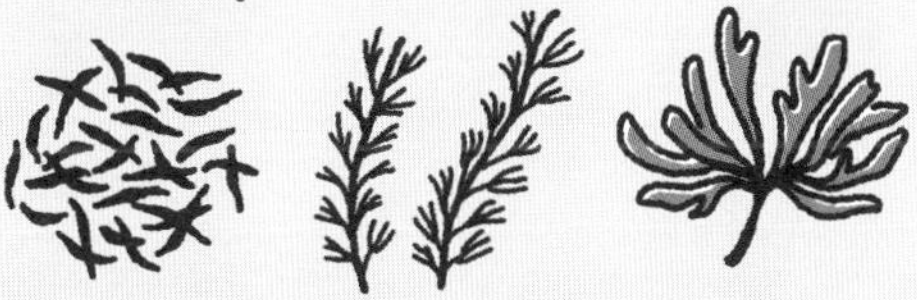

フラクトオリゴ糖を含む食材

- ゴボウ
- タマネギ
- トマト
- アスパラガス
- スイカ
- バナナ
- ヤーコン
- 桃

など

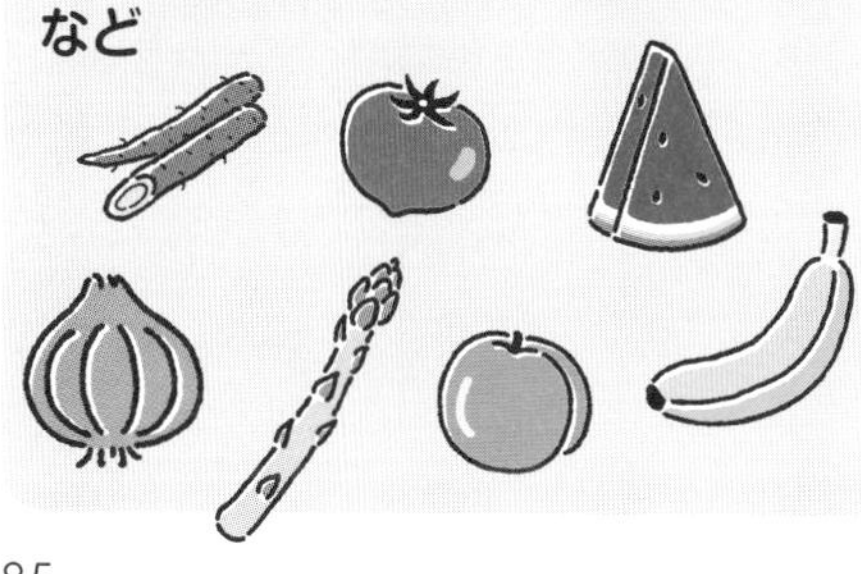

高カカオチョコもおすすめ！

最近では、高カカオチョコレートがフェカリバクテリウム菌を増やし、便通を改善させたという報告も！

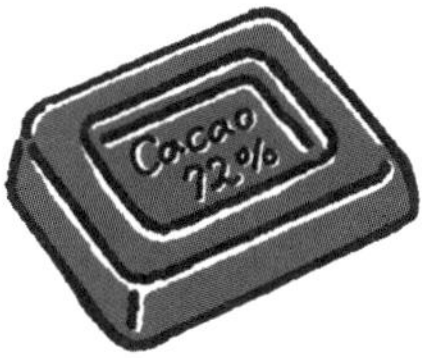

4 長生きにも美容にも◎「乳酸菌」

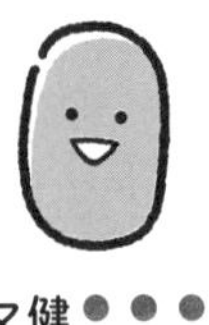

乳酸菌

- 皮膚を若く保つ
- 病原菌やカビから体を守る
- 骨粗しょう症を予防

健康から美容まで幅広く働くマルチプレイヤー

乳酸菌は、私たちにもっともなじみの深い腸内細菌ではないでしょうか。多くの方が「おなかにいい」というイメージを持っているかもしれません。

しかし、乳酸菌の働きはそれだけではありません。

実は**100年以上前から健康寿命効果があることが見出されています。**1世紀以上も前に「人間の老化は腸内細菌叢の乱れから起こる。乳酸菌がその乱れを整え、老化を遅らせる」という説がすでにロシアの免疫学者によって唱えられ、彼の研究はノーベル賞を受賞しました。現在も乳酸菌の抗老化作用と免疫増強の研究は、日進月歩で進んでいます。

たとえば、マウスや線虫に数種類の乳酸菌を投与すると寿命が延びる——すなわち、**乳酸菌が老化に関わっていることが報告されているほか、乳酸菌が感染防御免**

疫を活性化し、老化を抑えるといった研究結果なども示されています。

それ以外にも、**乳酸菌の一種、プラズマ乳酸菌**※**には驚くべき可能性があることがわかってきました。それがアンチエイジング効果です。**

早く歳を取ってしまう「早老マウス」にプラズマ乳酸菌を与えたグループと、そうでないグループを比較したところ、プラズマ乳酸菌を摂っていなかったグループは、皮膚が加齢とともに薄くなり、コラーゲンが失われていくのに対し、プラズマ乳酸菌を摂っていたグループは、皮膚の表皮が厚く保たれ、真皮の構造は若いままでした。この実験ではさらに、プラズマ乳酸菌を摂っていなかったマウスが、実験開始から82週の時点で16匹中約40％の6匹が死亡したのに対して、プラズマ乳酸菌を摂っていたグループでは16匹中1匹の死亡にとどまり、寿命を延ばす効果も示されました。

そのほか、乳酸菌の意外な効果として、**ドライアイの予防**も挙げられます。乳酸菌がつくる「乳酸」が腸内細菌を変化させることで、「また涙が出るようになった」という報告がされています。これは、**長時間スマホやパソコンを見続ける人にも有効。**このように乳酸菌の働きは多岐にわたっているのです。

※プラズマ乳酸菌(Lactococcus lactis JCM 5805株)

天然の抗生物質をつくり出す「ロイテリ菌」に注目！

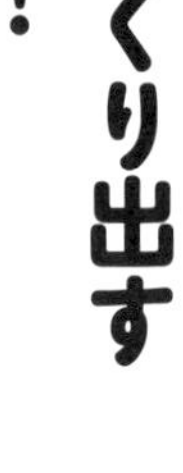
乳酸菌

乳酸菌の一種ロイテリ菌※は、「天然の抗生物質」をつくり出す有用な腸内細菌として知られています。

みなさんがお医者さんにかかったとき、抗生物質の錠剤を出されることがありますよね。たとえば、扁桃炎になったとき、抗生物質を飲むことで「病原菌」は死にます。ところが、その殺菌力によって、もともと喉や腸の中にいる罪のない「常在《じょうざい》菌《きん》」も死んでしまう場合があります。しかし、ロイテリ菌が産生する天然の抗生物質「ロイテリン」は違います。**体の中で悪さをする病原菌や真菌（カビ）、原虫に対してだけ抗菌力を持つのです。**

ロイテリ菌はほとんどのヒトの口の中にも存在するのですが、**ロイテリ菌を日頃から摂取することで、口腔環境がより衛生的になる**ことも知られています。ロイテ

※ロイテリ菌（Lactobacill reuteri DSM 17938株）

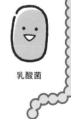

リ菌がつくる天然の抗生物質で虫歯の原因となる菌や歯周病菌をやっつけ、お口の健康を守ってくれるのです。虫歯などで歯を失っている人は、胃がんのリスクがそうでない人の約2倍、食道がんのリスクは約1・5倍あり、すい臓がんなどのリスクも高まるといわれます。**健康で長生きするためにも、ロイテリ菌は欠かせない存在**といえそうです。

ロイテリ菌については、ほかにもさまざまな健康効果が報告されています。**骨粗しょう症に対する予防効果、メタボリックシンドローム改善効果、加齢による睾丸の萎縮を抑えて男性ホルモン（テストステロン）の低下を抑える効果、便秘改善効果**などです。

骨粗しょう症が進むと骨がもろくなり、背骨が曲がったりゆがんだりするのと同じように、顔面の骨もスカスカになってゆがみ、シワやたるみにつながるといわれます。これまで避けられないと考えられてきた加齢に伴う見た目の老化もロイテリ菌が軽減してくれるとしたら、増やさない手はありません。

ロイテリ菌に関しては、専用のヨーグルトやサプリメントなど、手軽に摂れる製品を活用するのがおすすめです（ヨーグルトについてはP108を参照）。

植物由来の乳酸菌「ラブレ菌」は日本人にぴったり！

乳酸菌

乳酸菌の中にはラブレ菌※という、京都の漬け物・すぐき漬けから発見された植物性の乳酸菌があります。

このラブレ菌は過酷な環境でも生き抜く力を持っています。**胃酸や胆汁にも負けない強さがあり、生きたまま大腸に届きます。特殊な抗菌物質を持っており、**悪玉菌の繁殖を抑えて、腸内環境を整えたり、免疫力を強化したりする働きがあります。私たちの免疫力は20歳を過ぎると下降の一途をたどり、加齢とともに否応なく低下していくと考えられてきましたが、**ラブレ菌を増やすことで、ふたたび病原体に対する抵抗力が高まる**可能性があります。

最近、ラブレ菌をしっかり働かせるには、β-カロテンを一緒に摂るとよいこともわかりました。β-カロテンはニンジンやホウレンソウなどの緑黄色野菜に多く

※ラブレ菌(Lactobacillus brevis KB 290)

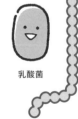

含まれています。

ちなみに、乳酸菌には動物性と植物性があります。

すぐき漬けやキムチに含まれる植物由来の乳酸菌は、塩分濃度や酸度が高い、糖が少ないといった過酷な環境でも生き抜けるため、動物由来の乳酸菌より強い生命力を持ち、生きたまま腸内に届きます。

一方、乳製品など動物性の製品から分離される動物由来の乳酸菌は、ほとんどが胃や腸の強い酸で死んでしまいます。

古来、**日本人は発酵食品である漬け物を食べてきた歴史があり、動物由来の乳酸菌と比較して、植物由来の乳酸菌のほうが日本人の腸には合っている**可能性があります。

ラブレ菌にはこのほか、美肌に導くアンチエイジング効果、アレルギーを抑制する効果、下痢や腹痛を抑える効果などがあることもわかっています。

乳酸菌は、発酵食品などから体質に合わせて選ぶ

乳酸菌

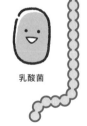

乳酸菌を摂ることができる食べ物なら、キムチ、納豆、ぬか漬けなどがおすすめです。

乳酸菌を摂ろうと考えて、ヨーグルトなどの乳製品を毎日食べている人もいると思いますが、**日本人の75％は「乳糖不耐症」といって、乳製品に含まれる乳糖をうまく分解・消化できません。**その結果、乳製品を摂ると下痢やガスに悩まされる人もいます。その場合は、**乳糖を含まないサプリメントなどで乳酸菌を摂る方法もあります。**

おなかに不調を抱える人には、日本で昔から食べられてきた漬け物、みそ、しょうゆ（ただし生きた乳酸菌を摂るなら非加熱製法に限る）といった発酵食品がいいかもしれません。ご自身の体質に合わせてさまざまな食品を試してみましょう。

乳酸菌を増やす食材

生きたまま腸に届かせたいなら、非加熱がベター。ただし、死んだ菌も、ほかの善玉菌のエサとして働いてくれます。

植物性乳酸菌を含む食材

- ぬか漬け
- すぐき漬け
- キムチ
- 豆乳ヨーグルト
- ザワークラウト
- みそ
- しょうゆ

など

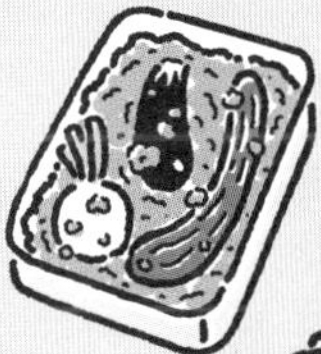
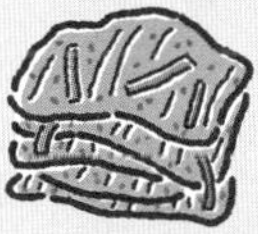
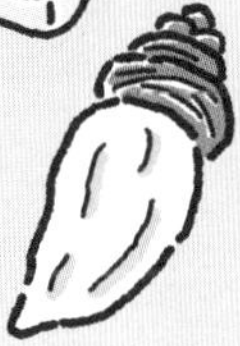
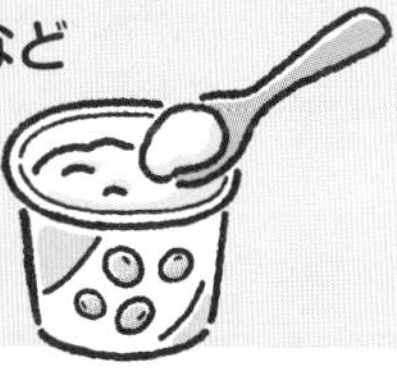
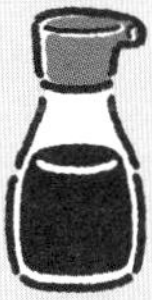
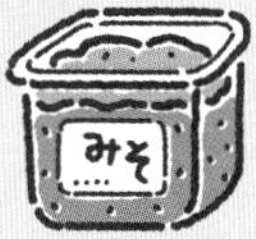

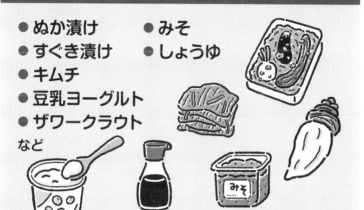

動物性乳酸菌を含む食材

- ヨーグルト
- チーズ
- サラミ
- 生ハム
- なれずし

など

※植物性・動物性どちらも、オリゴ糖や食物繊維など、菌のエサとなるものと一緒に摂ると、より効果がアップ！

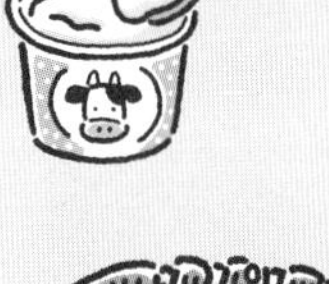
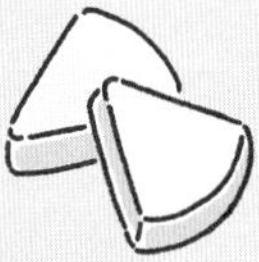
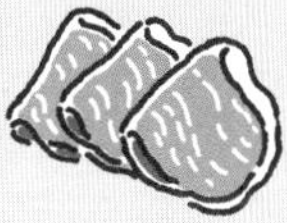
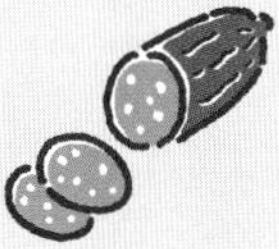
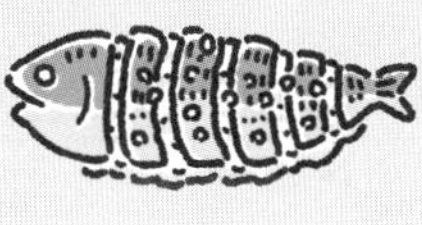

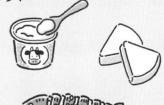

5 日本人が多く持っている「ビフィズス菌」

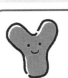

ビフィズス菌
- 免疫力を上げる
- 認知機能を改善する
- アンチエイジングに働く

あらゆる不調を改善して健康に導く、国民的ヒーロー

ここまで、長生きのカギを握る4種類の善玉菌を挙げましたが、**実は日本人の大腸の中にいる善玉菌の大半はビフィズス菌。その数は乳酸菌の約100倍といわれています。**ビフィズス菌は、エサである糖を分解し、乳酸や酢酸をつくり出します。

これらの物質には、**悪玉菌の増殖を抑える、大腸の働きを活発にして便通を改善する、免疫反応を制御する**といった健康長寿に欠かせない作用があります。

60代以降、善玉菌が減っていくとお話ししましたが、これはすなわちビフィズス菌が減っていくと言い換えることもできるでしょう。**100歳以上の超高齢者の腸内には、ビフィズス菌が多いことがわかっています。**このことからも、**ビフィズス菌には抗老化の作用がある**ことがうかがえます。

では、腸内にビフィズス菌が多いと、体にとってどんなよいことがあるのでしょうか。

老腸予防の観点からみると、やはりリーキーガットを防ぐ効果が大きいと考えられます。酪酸菌と同様、**ビフィズス菌がつくり出す乳酸、酢酸が、加齢とともに減少していく腸のバリア機能（粘液）を厚くすることで、腸もれを抑え、腸の老化を防ぐ**のです。

実際に、百寿者の腸内から取り出したビフィズス菌をマウスに移植すると、マウスの腸のバリア機能が高まることも確認されています。

しかし、残念ながら、口から摂取したビフィズス菌が腸内で定着することは少ないため、継続して摂取することが大切です。

加えて、「今日、ビフィズス菌の入った食品を摂ればすぐに効く」というものではありません。医薬品のように速効性を期待するものではなく、長きにわたって継続して摂り続けることで、健康な腸が保たれていくということを忘れてはいけません。健康は、一朝一夕にしてならず、です。

認知症予防にプラス効果 ただし摂りすぎるとマイナスの側面も！

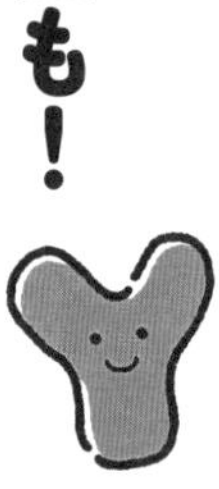

ビフィズス菌

ビフィズス菌には、高齢者の認知機能を改善する働きがあるという研究発表があります。脳と腸は「腸脳相関《ちょうのうそうかん》」といわれ、迷走神経という1mもある長い神経でつながっています。最近はそれだけでなく、「脳-腸-細菌」の三角関係があることがわかってきました。つまり、脳と腸の関係には腸内細菌が介在しているのです。この三角関係で説明がつく病気の代表が認知症です。

以下の実験結果があります。認知症のマウスに乳児から発見されたビフィズス菌・ビフィズス菌A1株※を10日間飲ませた結果、この菌を飲ませなかったマウスに比べて認知機能が改善したことが確認されました。**ビフィズス菌が脳の炎症を静めて、認知症を抑えた**のです。

ヒトの試験でも、良好な報告があります。軽度の認知障害を持つ高齢の患者さん

※ビフィズス菌A1株（Bifidobacterium breve MCC1274）

に、ビフィズス菌Ａ１株を24週間飲ませたところ、認知機能が改善されました。ビフィズス菌が腸内でつくり出す酢酸が、血液を介して脳に届き、認知機能を改善させた可能性があります。

ただし、「体にいいものだから」と摂りすぎると、人によってはマイナスに働くケースもあります。例えば、ある医師から「善玉菌はたくさん飲めば飲むほどいいんだ」と指導され、大量の「善玉菌」のサプリメント（通常量の１００倍）を数カ月間飲んだ結果、おなかがパンパンに張り、苦しんだ患者さんがいました。たとえ善玉菌であっても小腸にとりついて過剰に増えた結果、ＳＩＢＯ《シーボ》（小腸内細菌増殖症）になることもあるのです。

過敏性腸症候群の患者さんの約3分の2は、ＳＩＢＯです。ＳＩＢＯの人の小腸は動きが悪く、もともと細菌が増えています。その状態で、菌を飲んだら火に油を注ぐようなものです。細菌が小腸の中で停滞してさらに増え、ガスや過剰な代謝産物をつくり、おなかの不調が悪化します。さらにＦＯＤＭＡＰ《フォドマップ》という糖質（Ｐ１０４参照）に耐性がなく、うまく消化できない人もいます。体に摂り入れる上限を考慮し、極端にやりすぎないこともまた大切です。

アンチエイジング作用が注目されるポリアミン

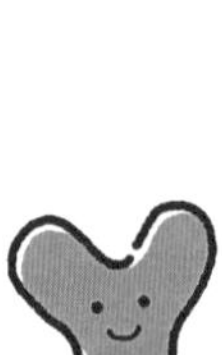
ビフィズス菌

ビフィズス菌研究の中でも近年、注目されているのが「ポリアミン（総称）」という物質です。**ポリアミンは、ビフィズス菌の一種・ラクティス菌（ＬＫＭ５１２株）※が腸内で増やす物質で、細胞を元気にする抗老化効果が確かめられています。**

ポリアミンは、日常、私たちが食べている納豆などの大豆食品やチーズなどにも含まれています。ポリアミンは体内に20種類以上も存在していて、代表的なものに「スペルミジン」「スペルミン」「プトレスシン」があります。その中でスペルミジンは細胞の生まれ変わりに関与する酵素を活性化させることがわかっています。

そしてこのスペルミジンには、実は老化に関わる驚きの作用があります。**細胞のお掃除作用「オートファジー」を促進して、寿命を長くしてくれるのです。**

では、オートファジーとは何でしょう？

※LKM512株（Bifidobacterium animalis subsp. lactis）

私たちの体の細胞内にはエネルギー生産工場があります。それが「ミトコンドリア」という器官（細胞に含まれる構造物の一つ）です。分裂しながら「ＡＴＰ」と呼ばれる物質を産生し、これが脳や心臓、筋肉を動かすエネルギーになります。しかし、ミトコンドリアも古くなると機能が衰えてきます。すると、古くなったミトコンドリアを元気なミトコンドリアが食べてしまうのです。そうやって体の細胞をきれいにお掃除するというわけです。これを「オートファジー（自食作用）」といいます。**自食作用で新陳代謝を繰り返すことで、アンチエイジングできるのです。**

マウスにスペルミジンを投与すると、酸化ストレスが抑えられ、体内の炎症反応が低下します。さらに長期間ポリアミンを投与すると、著しい寿命延長効果がみられました。また、老齢マウスでは心臓の保護作用があったほか、心臓肥大も抑えられ、心臓の機能が保たれていることが報告されています。

ポリアミンにはさらに、筋肉を増やし、筋力（筋肉の細胞の収縮力）を高める効果も期待されています。マウスに３週間ポリアミンを投与したところ、筋肉量の増加が認められました。このような長寿にうれしい効果をたくさん持つポリアミンをつくり出すために、ビフィズス菌を増やしましょう。

ビフィズス菌を増やすためのエサを摂ろう

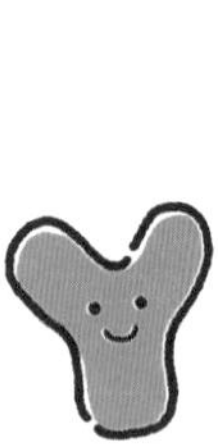

ビフィズス菌

ビフィズス菌を増やすには、菌そのものよりも、菌のエサになる**オリゴ糖と食物繊維を含む食材**を摂るのがおすすめです。

オリゴ糖を含む代表的な食材は、**バナナ、ゴボウ、アスパラガス、タマネギ**など。これらがビフィズス菌のエサになります。オリゴ糖はビフィズス菌入りのヨーグルトと一緒に食べれば、効率的に善玉菌を増やすことができます。**ただし、オリゴ糖は摂りすぎると便がゆるくなることもあるので注意しましょう。**

また、食物繊維を含む食材でおすすめなのは、**根菜類やきのこ、海藻、乾物、未精白の穀物**など。食物繊維には不溶性と水溶性があり、どちらもバランスよく摂ることが大切です。

ビフィズス菌を増やす食材

ビフィズス菌そのものを摂れる食材は少ないため、ビフィズス菌のエサになるオリゴ糖と食物繊維を積極的に摂取！

オリゴ糖を含む食材

- バナナ
- アスパラガス
- ゴボウ
- ブロッコリー
- カリフラワー
- タマネギ
- ネギ
- アボカド
- きな粉

など

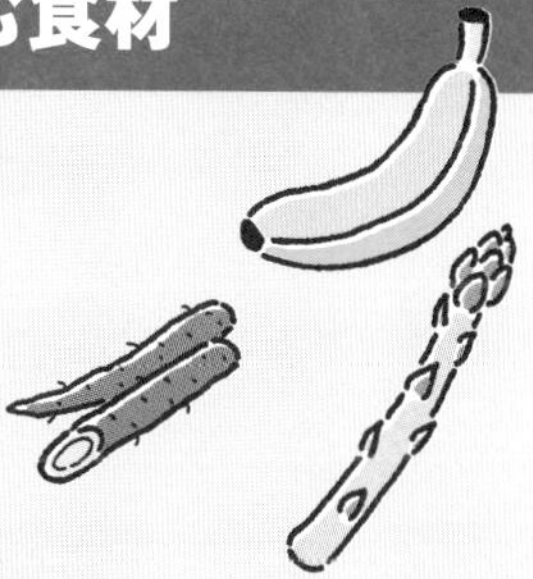

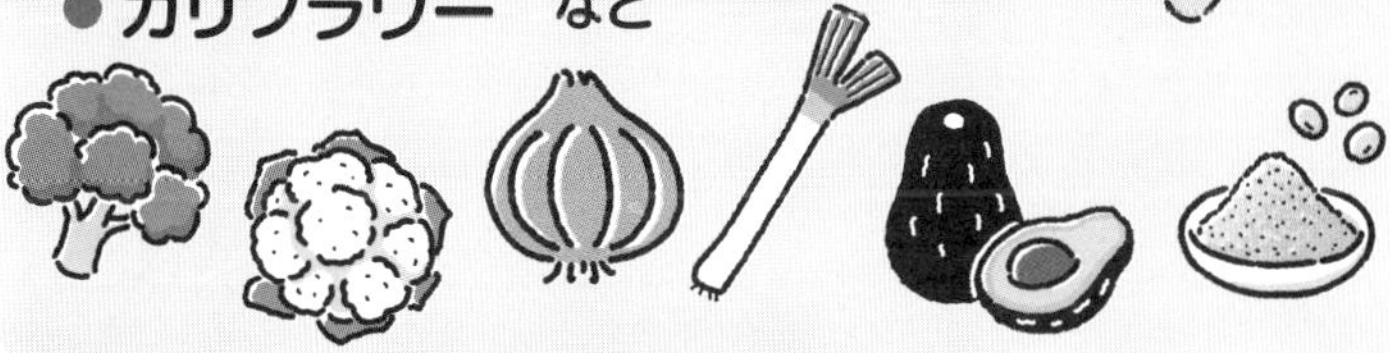

食物繊維を含む食材

- ミカン
- プルーン
- 玄米
- 切り干しダイコン
- 干しシイタケ
- オクラ
- ジャガイモ
- サツマイモ

など

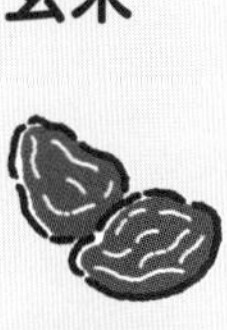

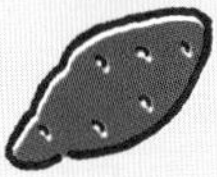

※P71の豆＆豆製品、穀物、きのこ、根菜＆果物もおすすめ!

ビフィズス菌を摂るならヨーグルトが便利

すべての商品にビフィズス菌が入っているとは限らないので、表記があるものをチョイス。

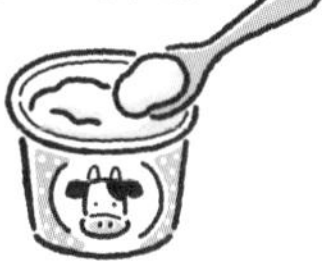

▶P108参照

整腸食が合わない人もいるSIBOの人はこれに注意！

腸内環境を整えるには食事の内容がとても大事で、中でも発酵食品、水溶性食物繊維、オリゴ糖、EPA・DHAの4つは、特に腸にいい影響を与えてくれる「ベスト4」です（P35参照）。ところが、この**整腸食が合わない人もいます。**おなかの調子がよくなるどころか、おなかが張る、頻繁におならが出る、便秘や下痢になるなどの症状が出たとしたら、その食材が合っていない可能性があります。

原因の一つとして考えられるのが「SIBO《シーボ》」です。**SIBOとは、大腸にいる菌が小腸に逆流したり、口の中にいる細菌が小腸で停滞して、小腸の中で爆発的に増殖してしまう「小腸内細菌増殖症」**のこと。この病気にかかると小腸にガスがたまって、炎症やリーキーガット症候群を引き起こし、便秘や下痢、疲労感、頭がボーッとするといった症状が出ます。

また、「過敏性腸症候群」といって、腸内細菌や自律神経の乱れなどが原因で腸の働きに異常が生じ、下痢や便秘などを引き起こす病気の患者さんのうち、およそ3分の2もの人がＳＩＢＯを併発しているというデータもあります。

腸内細菌のほとんどは、本来、大腸の中に生息しています。小腸の中にもいますが、その数は大腸の約１００兆個に対して、小腸は約１万個と圧倒的に少ないのが正常。それが異常に増え、不調を招くのがＳＩＢＯです。**そこに整腸食が入ってくると、それをエサとしてますます細菌が増え、さらにおなかの不調を招く悪循環に陥ってしまいます。**そういう方には「低ＦＯＤＭＡＰ《フォドマップ》食」という食事法があります。

実は、食べ物に含まれている糖質には、小腸で「吸収されやすい糖質」と、「吸収されにくい糖質」が混在しています。このうちの小腸の負担になる**「吸収されにくい糖質」をやめてみる**のです。これを**「低FODMAP食」**といいます。詳しくは次のページでご紹介しますが、低ＦＯＤＭＡＰ食を3週間取り入れた人のうち約75%で「不調が改善した」というデータがあります。

ＳＩＢＯや過敏性腸症候群の人に限らず、普段から「おなかの調子がよくない」という人は、一度試してみることをおすすめします。

低FODMAP食とは？ 小腸で吸収されにくい食材を知ろう

低FODMAP食とは、小腸で吸収されにくく、発酵性のある4種の糖質を控える食事のことです。

糖質とは、ごはんやパン、麺類などに豊富に含まれる炭水化物から食物繊維を抜いたものです。糖質にはいろいろな種類がありますが、SIBOや過敏性腸症候群の人のおなかに悪さをする糖質の総称が「FODMAP《フォドマップ》」です。FODMAPは「**オリゴ糖類**（Oligosaccharides）」「**二糖類**（Disaccharides）」「**単糖類**（Monosaccharides）」「**ポリオール類**（糖アルコール）（Polyols）」の4種類の頭文字を並べて、頭に「発酵性（Fermentable）」のFをつけ、「And」でつないだものです。

次に、4つの糖質を含む「控えてほしい代表的な食材」を挙げます。

オリゴ糖（O）の中で控えたいのは、ガラクトオリゴ糖［豆類（大豆・ヒヨコ豆など）・

ゴボウ・豆乳・カシューナッツなど」とフルクタン［小麦（パン・うどん・パスタなど）・タマネギ・ニンニク・柿・桃など］。

二糖類（D）の中で控えたいのは、乳糖（ラクトース）［牛乳・ヨーグルト・クリームチーズ・アイスクリームなど］。

単糖類（M）の中で控えたいのは、果糖（フルクトース）［果物（リンゴ・スイカ・梨）・アスパラガス・はちみつなど］。

ポリオール類（P）の中で控えたいのは、ソルビトール［トウモロコシ・リンゴ・梨・さくらんぼ・プラム・桃など］やマンニトール［カリフラワー・サヤエンドウ・マッシュルーム・シイタケ・サツマイモ・スイカなど］。


しかし、「これでは食べるものがないじゃないか……」という声が聞こえてきそうです。もちろん、そんなことはありません。同じ穀類でも、パンは「高FODMAP」なので控えてほしいのですが、**お米は「低FODMAP」なので、問題なく食べられます。**野菜や果物にも高FODMAPと低FODMAPの食材がありま す。また、たんぱく質が豊富な食材でいえば絹ごし豆腐など一部避けてほしいものはありますが、**肉や魚、卵は腸管アレルギーがなければ、まったく問題ありません。**

ここで、低FODMAP食でおなかの調子を改善させる食事法をご紹介します。

①まず3週間、高FODMAP食材をすべて摂らない

②4週目からは、次の表を見ながら、高FODMAPの欄に書かれた糖質を1種類ずつ試してみる（例：4週目にフルクタン、5週目に乳糖を摂ってみる）

③食べた後、何を食べたらどんな症状が出たかを記録して、FODMAPの中でどの糖質が合わないのかを見つける

もちろん、低FODMAP食材だからといって、食べすぎや飲みすぎはよくありません。食事中のベストな飲み物は水。市販のジュースはFODMAPである果糖が多く含まれており、炭酸飲料は腸内のガスの原因になるので避けましょう。

高FODMAP食材の中でも、合わない人が多いのは小麦類です。**まずはパンやパスタを控え、お米や玄米に替えることから始めてみてもいいかもしれません。最大のポイントは「自分の腸の敵は何か」を見極めることです。**きっとすべてのFODMAPがあなたに合わないわけではありません。少し面倒に感じるかもしれませんが、この3ステップを一度試してみれば、自分のおなかの調子に合った食材が何かがわかるのです。

高FODMAP & 低FODMAP食材リスト

アイコンは以下を表しています。赤くなっているものが、その糖を含む食材です。

ガ … ガラクトオリゴ糖　果 … 果糖（フルクトース）
フ … フルクタン　ポ … ポリオール（ソルビトール、マンニトールなど）
乳 … 乳糖（ラクトース）

（以下の表では、赤くなっているアイコンを太字で示す）

穀物類

	食材	アイコン
OK	玄米	ガ フ 乳 果 ポ
OK	米・精白米	ガ フ 乳 果 ポ
NG	大麦（1日28g以下ならOK）	**ガ** **フ** 乳 果 ポ
NG	小麦	**ガ** **フ** 乳 果 ポ

野菜

	食材	アイコン
OK	ニンジン	ガ フ 乳 果 ポ
OK	ダイコン（1日280g以上でフルクタンが許容量を超える）	ガ フ 乳 果 ポ
OK	トマト	ガ フ 乳 果 ポ
NG	アスパラガス（1日7g以下ならOK）	ガ **フ** 乳 **果** ポ
NG	ゴボウ	**ガ** フ 乳 果 ポ
NG	タマネギ（1日12gでフルクタンが許容量を超える）	**ガ** **フ** 乳 果 ポ

果物

	食材	アイコン
OK	バナナ（1日1本までOK。110g以上でフクルタンが許容量を超える）	ガ フ 乳 果 ポ
OK	キウイ（1日286g以上でフルクタンが許容量を超える）	ガ フ 乳 果 ポ
OK	イチゴ	ガ フ 乳 果 ポ
OK	ブドウ（デラウェア）	ガ フ 乳 果 ポ
OK	ブルーベリー（1日50g以上でフルクタンが許容量を超える）	ガ フ 乳 果 ポ
NG	リンゴ（1日20g以下ならOK）	ガ フ 乳 **果** **ポ**
NG	桃（1日18g以下ならOK）	ガ **フ** 乳 果 **ポ**
NG	スイカ（1日15g以下ならOK）	ガ **フ** 乳 **果** **ポ**

豆・大豆製品

	食材	アイコン
OK	木綿豆腐	ガ フ 乳 果 ポ
NG	絹ごし豆腐（1日75g以上でガラクトオリゴ糖が、150g以上でフルクタンが許容量を超える）	**ガ** **フ** 乳 果 ポ
NG	大豆（ゆで）（1日43g以上でガラクトオリゴ糖が、85g以上でフルクタンが許容量を超える）	**ガ** **フ** 乳 果 ポ
NG	豆乳	**ガ** フ 乳 果 ポ

乳・乳製品

	食材	アイコン
OK	カマンベールチーズ	ガ フ 乳 果 ポ
OK	モッツァレラチーズ	ガ フ 乳 果 ポ
NG	牛乳	ガ フ **乳** 果 ポ
NG	ヨーグルト	ガ フ **乳** 果 ポ
NG	プロセスチーズ	ガ フ **乳** 果 ポ

きのこ・海藻

	食材	アイコン
OK	焼きノリ	ガ フ 乳 果 ポ
NG	シイタケ（1日10g以下ならOK）	ガ フ 乳 果 **ポ**
NG	エノキ	ガ フ 乳 果 **ポ**
NG	ワカメ（1日5g以下ならOK）	ガ フ 乳 果 **ポ**
NG	コンブ（1日5g以下ならOK）	ガ フ 乳 果 **ポ**

※『腸を治す食事術』（江田 証 著／新星出版社）より抜粋

ヨーグルト＆乳酸菌飲料は、「機能別」で選ぼう！

乳酸菌やビフィズス菌が摂れるヨーグルトや飲料は腸活に最適ですが、せっかくなら「機能」も重視してみませんか。

選び抜かれた乳酸菌で一時的な胃の負担を緩和

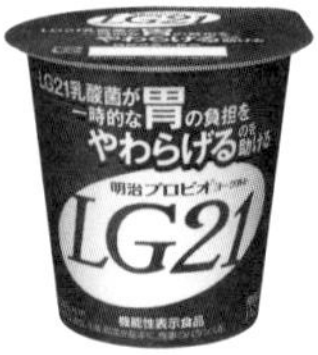

胃に着目して厳選され、一時的な胃の負担をやわらげる機能を持つ、LG21乳酸菌を使用。コクはあるのにスッキリした後味。

明治プロビオヨーグルトLG21 112g ¥155〈編集部調べ〉／明治

加齢とともに低下する血管のしなやかさ維持に役立つ

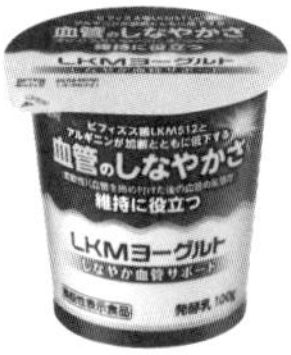

P98にも登場したビフィズス菌LKM512と、アミノ酸の一種・アルギニンを配合。血管の柔軟性を維持するのをサポート。

LKMヨーグルトBV 100g ¥143〈編集部調べ〉／協同乳業

早めの対策が肝心！日々の記憶力ケアに

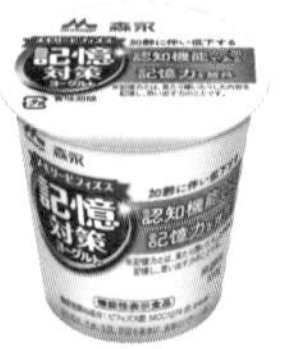

認知機能の一部である記憶力、空間認識力を維持する働きが認められたP96のビフィズス菌MCC1274を含有。

メモリービフィズス 記憶対策ヨーグルト 100g ¥157〈編集部調べ〉／森永乳業

免疫をケアして体の強さを引き出す

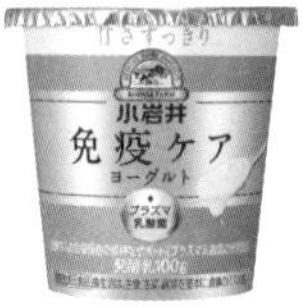

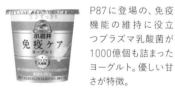

P87に登場の、免疫機能の維持に役立つプラズマ乳酸菌が1000億個も詰まったヨーグルト。優しい甘さが特徴。

小岩井 免疫ケアヨーグルト甘さすっきり 100g ¥153〈編集部調べ〉／小岩井乳業

口内フローラを良好にし、お口から健康に

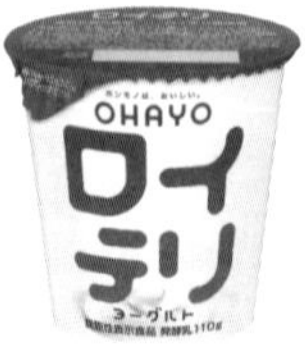

P88で解説した注目の乳酸菌・ロイテリ菌を使用。歯ぐきを丈夫で健康に保つ機能が報告されている。生乳の風味も豊か。

ロイテリヨーグルト 110g ¥170〈編集部調べ〉／オハヨー乳業

肌の潤いと腸内環境に同時にアプローチ

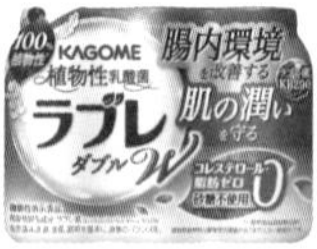

P90に出てきた、植物性乳酸菌・ラブレ菌を含む飲料。肌の潤いを守りながら腸内環境も改善。健康と美容のために継続を。

植物性乳酸菌ラブレ ダブル 80mℓ ×3本 オープン価格／カゴメ

3章

長生きする食習慣とアイデアレシピ

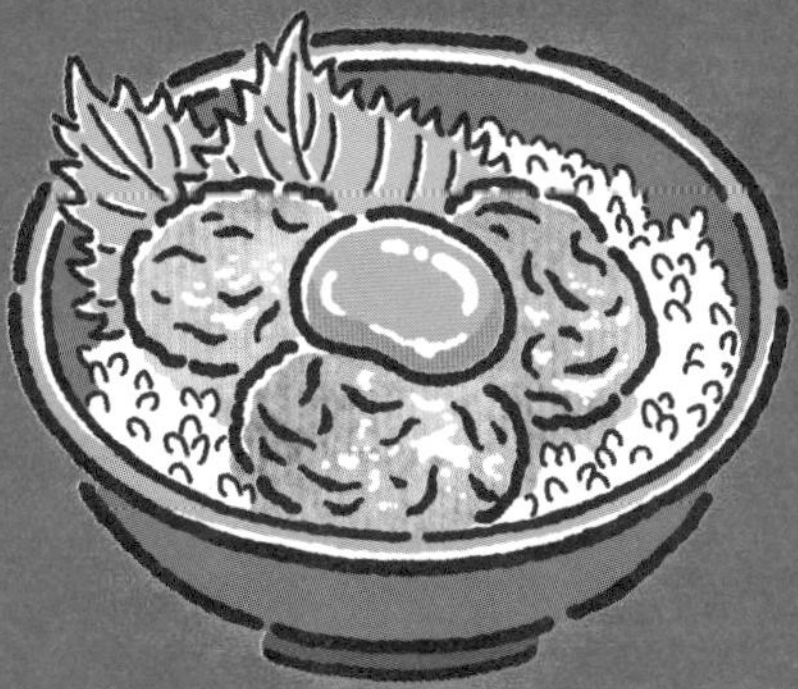

食事では「菌」そのものを摂ることと、「菌」のエサを摂ることを意識する

腸活とは、生活習慣、中でも食事を見直して、腸内環境を整えることです。その**大きな目的は、体の回復力を上げて、病気にかかりにくくすること。**そして、**腸を通じて心の安定や見た目の若さなど、心と体に多角的にアプローチし、長生きをすること**にあります。

ぜひ、本書でご紹介した5つのご長寿菌を増やす食材を毎日の食事に取り入れ、多様性のある腸内フローラを育てることを心がけてください。特に、漬け物、ヨーグルトなどに代表されるような発酵食品を摂り、**「菌」そのものを腸に届けること**と、海藻や野菜、果物といった水溶性食物繊維など、**腸内で「菌のエサ」となるものを摂ること。**この2点を意識しましょう。

ちなみに、前者のような腸に菌そのものを届けることを「プロバイオティクス」、

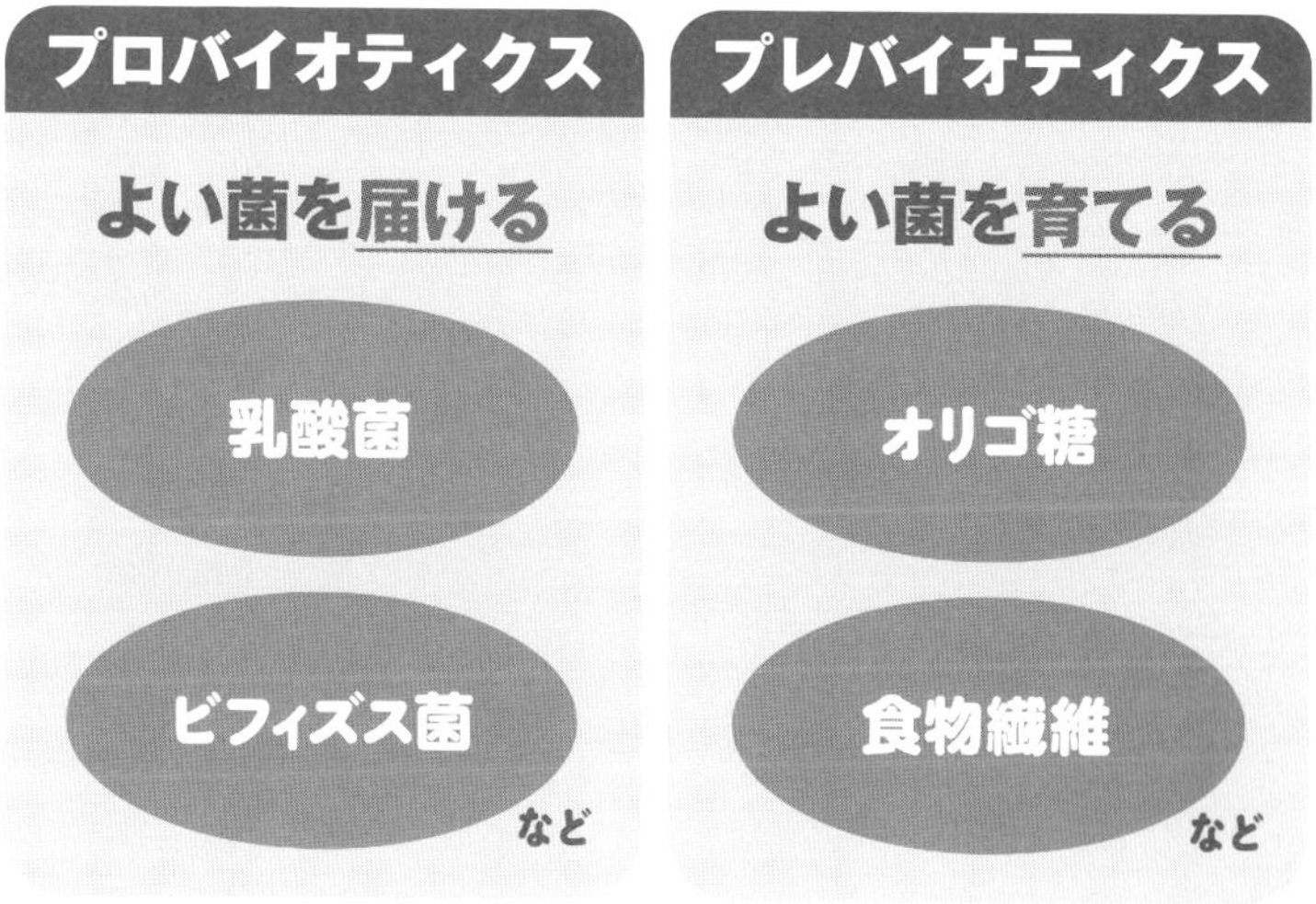

後者のような腸内細菌のエサになるものを摂ることを「プレバイオティクス」といいます。1文字違いではありますが、ずいぶんと意味が異なります。

ただし、「毎日大量のヨーグルトで菌を摂る」「朝・昼・晩、3食ゴボウから食物繊維を摂る」など、どちらかだけを大量に摂るような極端に偏った食事法は、おなかがガスでパンパンに張ったり、便秘・下痢を引き起こしたりする原因にもなります。両者をバランスよく取り入れ、腸の健康と長生きを目指しましょう。

「生きるも死ぬも腸次第」。腸と腸内細菌は、無限の可能性を秘めているのです！

食事はたんぱく質4割、炭水化物3割、脂質1割、残り2割は野菜・海藻・果物

ここで長生き腸をつくる食事のおおまかな内容についてご紹介しておきます。ラーメンや丼など、栄養が偏ったものばかりでは、悪玉菌が増加して、善玉菌が減ってしまい、腸から体が老けていきます。**1日5皿の野菜を摂ることを意識しましょう。**食事のベストバランスは次の通りです。

●たんぱく質（肉や魚など主菜になるもの、体をつくるもの）…4割

無理にお肉を食べる必要はありません。日本人が昔から食べてきた魚を中心にするのがおすすめ。乳製品や大豆製品からも摂れます。

●炭水化物（主に主食になるもの、エネルギーになるもの）…3割

穀物の中でも玄米は、食物繊維が豊富なので特におすすめです。実は炭水化物の不足が便秘の原因になるのでしっかり摂りましょう。

最適な食事の割合

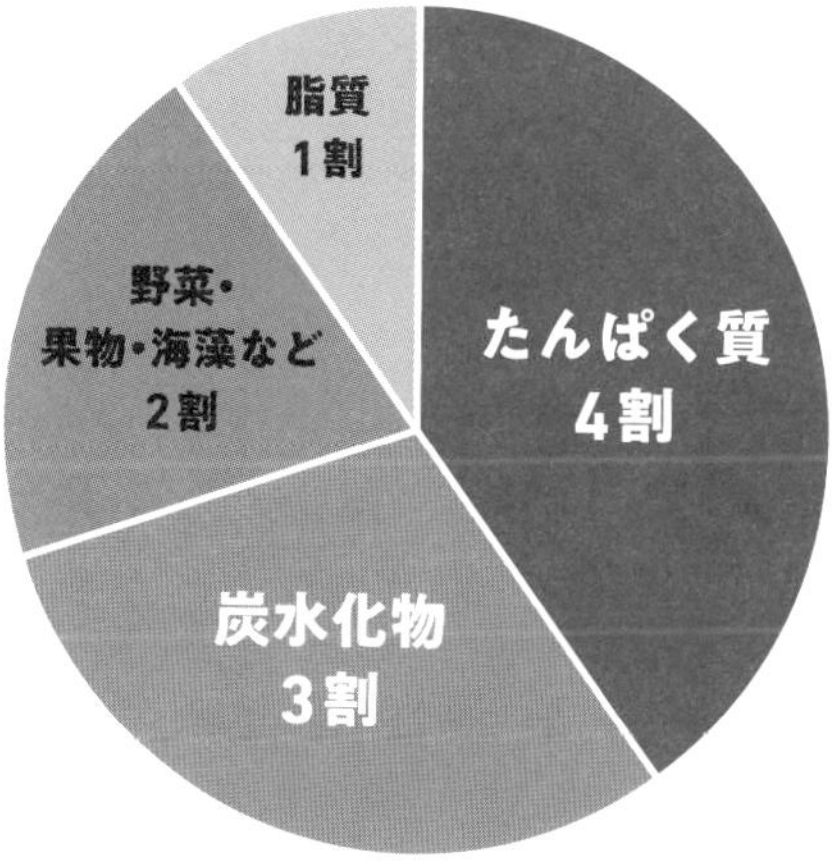

●脂質（主に油、エネルギーになるもの）…1割

亜麻仁油やエゴマ油などのオメガ3系の油のほか、EPA・DHAが豊富な魚油が特におすすめ。調理油ではオリーブ油を選ぶのが◎。便秘解消にも効果があります。

●野菜・果物・海藻など…2割

ビタミン、ミネラル、食物繊維のたっぷり入った野菜・果物・海藻は、さまざまな種類をまんべんなく食べるのがポイントです。野菜は1日350g以上、果物は200gの摂取を目標に。また、食物繊維は便のかさを増やしたり、菌のエサになるので、特に取り入れたいもの。特に海藻類は日本人が昔から食べてきた、日本人の腸に適した優秀な食材です。

腸活は民族性にも関係が⁉ 日本人には日本食&地中海食が合う

健康において、**伝統的な食生活はその民族の知恵**ともいえます。たとえば、高地に住むパプアニューギニアの民族は、肉を食べないのに筋骨隆々です。彼らの伝統的な主食はサツマイモであり、たんぱく質の摂取量は日本人の約半分。つまり、サツマイモのでんぷん（糖質）によって筋肉質な体を維持しています。これは、彼らの腸の中に「窒素固定菌」がいることが理由です。イモを食べることにより腸内で発生した窒素をこの菌が食べ、結果として生まれたアミノ酸が筋肉となるのです。

対する**日本人は、豆や海藻などから酪酸菌を増やし、酪酸が筋肉を維持してきた民族です。**日本人がサツマイモを食べても筋肉に変えることはできません。つまり腸内細菌が違えば、健康になるための食事法も変わるということです。

日本人はまた、世界の民族の中でも指折りの「きれいな腸」を持っているのです

日本食と地中海食らしさとは？

＜日本食インデックス＞

日本食らしさを表す指標です。下記のうち、①〜⑦は食べたものを各プラス1ポイント、⑧はマイナス1ポイントとして換算。点数が高いほど「日本食らしい」と定義されています。日本食らしいほど、酪酸を増やし、認知症も予防します。

①米　②みそ汁　③海藻　④漬け物　⑤緑黄色野菜　⑥魚介類　⑦緑茶　⑧豚肉・牛肉

＜地中海食ピラミッド＞

地中海食の特徴を表し、何をどれだけ食べればいいかを示しています。

食べる頻度	食品
毎日	野菜、果物、穀類（できれば全粒粉）、オリーブオイル、豆、ナッツ類、ハーブとスパイス
週に最低2回	魚介類
週に数回	鶏肉、卵、チーズ、ヨーグルト
月に数回	牛肉、豚肉、お菓子やケーキなどのデザート
適度に	ワイン、水

が、その理由は日本食にあります。日本食は食物繊維が豊富なため、その食物繊維が善玉菌のエサとなり、酪酸を増やすのです。

日本食以外なら、**日本食とも共通点の多い地中海食が酪酸菌を増やすのでおすすめです。**肉が少なく、主菜は魚介類が中心で、ポリフェノールを豊富に含んだオリーブ油や、野菜・果物が多く、ご長寿菌を増やす食事です。

腸にいい日本食と地中海食とはどのようなものかは、上記の「日本食インデックス」と「地中海食ピラミッド」を参考にしてください。

食べる時間と量にも注目！腹七分目が長生きの秘訣です

私たちの老化速度を大きな要素に「サーチュイン遺伝子」というものがあります。**この遺伝子は老化の制御に関わる遺伝子で、食習慣に大きく左右されます。**長生きのために活性化させるポイントは、大きく2つです。

①寝る4時間前に夕食を済ませる

サーチュイン遺伝子を活性化させるには、就寝の4時間前には夕食を済ませ、空腹時間をつくることが大切。これにより、睡眠中にP28でもお話ししたように腸が「洗浄モード」となって腸のお掃除（ぜん動運動）が進みます。この掃除により胃や小腸を洗い流し、腸内の悪玉菌の増加を防ぐことで、サーチュイン遺伝子が、より活発に動き出します。サルを使った実験でも絶食状態をつくり、エネルギー制限をすることによって寿命が延びたことが報告されています。

サーチュイン遺伝子が働くことは、長生きのみならず、アンチエイジングにもつながります。肌の老化や体脂肪の増加を抑えることができ、脳梗塞、認知症などの加齢に伴う病気を未然に防ぐことができます。もとより規則正しい食生活は、腸の健康にもいい影響をおよぼします。特に、朝食は抜かないこと。朝、腸に食べ物が入ってくると反射作用が起こり、大腸が大きく収縮して、S状結腸にたまっていた前日の便が動き出します。

②食事は腹七分目で

毎日の食事を腹七分目に抑えると、腸内に余白が生まれることでぜん動運動がしやすくなり、サーチュイン遺伝子が活性化します。**腹七分目の目安は、「食後にもう一度同じ量の食事を食べられる」と感じる分量。**食べた直後は物足りないかもしれませんが、30分後にはちょうどいい満足感を得られるはずです。早く食べると満腹感を感じにくく、食べすぎる傾向があるので、よく噛んで、ゆっくり食べましょう。

内容で気をつけたいのは脂肪分が多いものやカロリーの高い食品です。脂肪分の消化には時間がかかるため、腸管の動きが鈍くなってしまいます。もちろん間食は極力控えめに。どうしても間食したくなったらナッツかフルーツを食べましょう。

水分は1日1・5ℓが目安！おすすめ&NGな飲み物とは

飲み物にも目を向けてみましょう。実は、1日当たり1・5ℓの水分を摂っている人は快便であることがわかっています。**たくさん水を飲むと腸の粘液が増え、排便がスムーズになる**のです。**便秘の人は、マグネシウムやカルシウムなどミネラルを多く含む硬水、下痢気味の人は、軟水がおすすめです。**

朝に飲むコップ1杯の水は、睡眠中に失った水分を補うとともに、副交感神経の働きを高め、自律神経のバランスを保つのでおすすめ。副交感神経が働くと腸が活発に動き、自然な便意が促されます。快便だと、人間の脳内では脳内麻薬ともいわれる「エンドルフィン」が分泌され、これにより幸福感まで味わうことができます。ぜひ毎朝の習慣として取り入れてみましょう。

水以外で何か水分を摂るなら緑茶にしましょう。緑茶の茶葉に含まれているカテキン（苦みや渋みの成分）は、抗菌作用のほか、血中コレステロールの低下や血圧の上昇を抑える働きがあります。

さらに、緑茶のカテキン「エピガロカテキンガレート」は、ご長寿菌のアッカーマンシア・ムシニフィラを増やすこともわかっています。

逆に、**腸内細菌にとってよくない飲みものは、ソフトドリンク（清涼飲料水）とアルコールです。**研究結果では、ソフトドリンクを好む人の腸内細菌叢は貧弱で、多様性が失われていました。ソフトドリンクを飲むと、病気につながる「悪い菌」が腸内で増えてしまいます。しかも、短鎖脂肪酸を増やしてくれるような「ご長寿菌」である、フェカリバクテリウム・プラウスニッツィや、ブラウチア、ロゼブリアなどの菌が減少してしまうのです。

ここまで、腸と体を健康に保ち、長生きするための食習慣を見てきました。ここからは、この章でもおすすめした日本食と地中海食をベースにした、5つのご長寿菌を増やす料理レシピをご紹介します。どれも手軽につくれておいしいので、ぜひ毎日の食事に活用してください。

ご長寿菌を増やすレシピ

おなかにいい選手代表「海藻&豆腐」を一皿で！

ヒジキ入り豆腐つくね丼

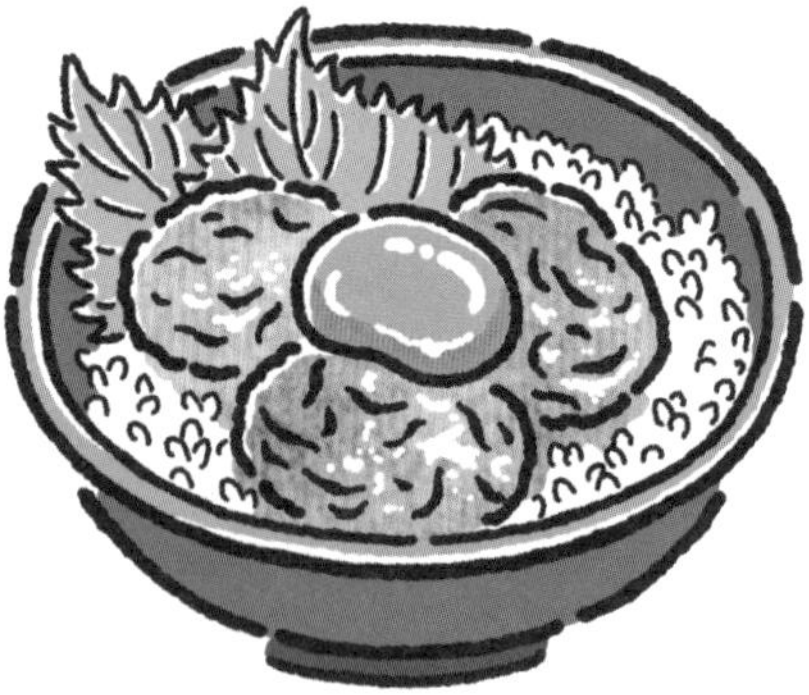

増やせる菌

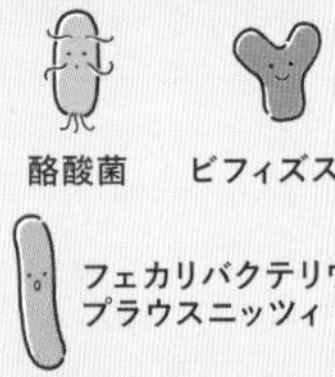

酪酸菌　ビフィズス菌

フェカリバクテリウム・プラウスニッツィ

1人分当たり

食物繊維総量	3.0g
食塩相当量	2.1g
エネルギー	503kcal

材料(2人分)

鶏ひき肉……150g
木綿豆腐……小1/2パック(75g)
ヒジキ(乾物)……大さじ1
ショウガ(おろし)……小さじ1/2
塩……小さじ1/4
片栗粉……小さじ1

A
しょうゆ……大さじ1
みりん……大さじ1
水……大さじ3
片栗粉……小さじ1

卵黄……2個分
サラダ油……小さじ1
シソ……適量
玄米……茶碗2杯分

作り方

1. ヒジキを5分ほど水(分量外)に浸しておき、戻ったら水気を切る。
2. ポリ袋に1と鶏ひき肉、木綿豆腐、ショウガ、塩、片栗粉を入れて、揉むようにして混ぜる。
3. 2を6等分にして小判形にまとめる。
4. フライパンにサラダ油を入れて中火で熱し、3を並べてキツネ色になるまで両面を焼く。
5. 混ぜ合わせたAを4に加えてからめ、とろみがついたら火を止める。
6. 丼に玄米を盛り、シソ、5をのせ、卵黄を中央に落とす。

乳酸菌の中でも「ラブレ菌」が摂れるすぐき漬けに注目

鶏ハムの野菜だしソース

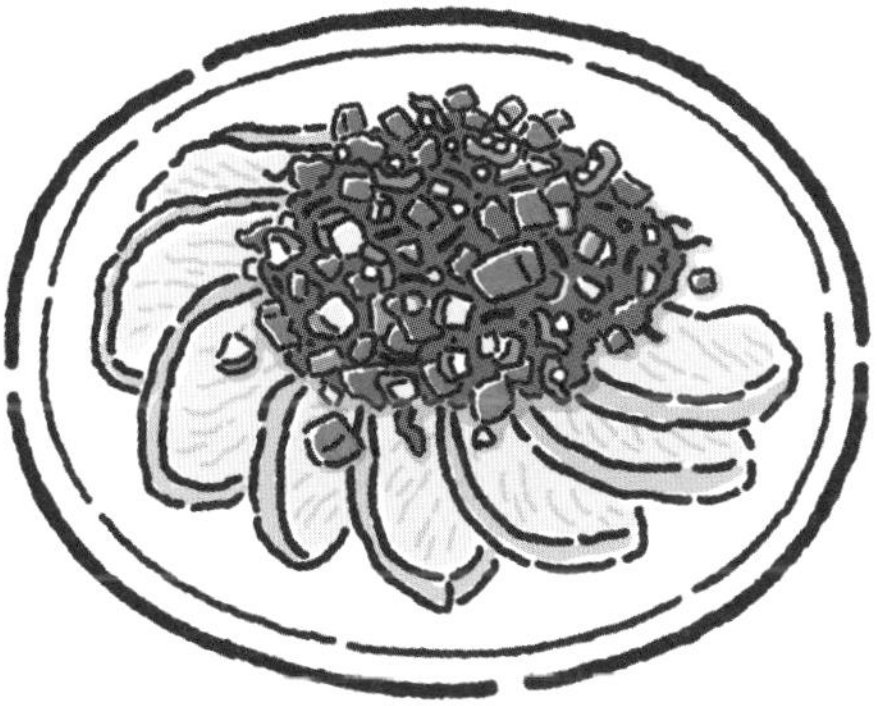

増やせる菌

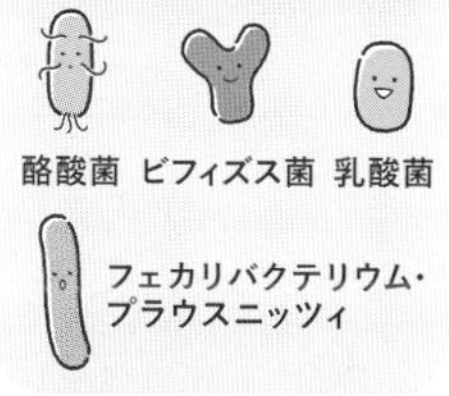

1人分当たり

食物繊維総量	1.9g
食塩相当量	3.1g
エネルギー	182kcal

材料（2人分）

鶏むね肉（皮なし）……1枚
塩……小さじ1/2
きび糖（砂糖も可）……小さじ1/4
酒……大さじ1
オクラ……2本
すぐき漬け……20g
キュウリ……1/4本
トマト……1/4個
シソ……5枚
ショウガ……1/2片
塩コンブ……大さじ1（5g）
めんつゆ（3倍濃縮）……80mL
※ブドウ糖果糖液糖が入っていないもの
水……大さじ2

作り方

1. 鶏むね肉に塩・きび糖をすり込み、耐熱皿にのせて酒をふる。ふんわりとラップをして電子レンジ（600w）で3分加熱する。
2. 1を一度取り出し、上下を返したのち、再びラップをして1分加熱。その後、ラップはそのままにしておき、粗熱が取れるまで蒸らす。
3. 野菜だしをつくる。オクラはヘタを取り、ラップで包んで電子レンジで30秒加熱。その後、冷水（分量外）で冷やし、水気を拭いてみじん切りにする。ほかの野菜とすぐき漬け、塩コンブもみじん切りにする。
4. ボウルに3を入れ、めんつゆと水を加えてよく混ぜる。
5. 2を食べやすい大きさに切って器に盛り、4をかける。

地中海食と日本食のいいとこ取り！

サバのムニエル モズクあんかけ

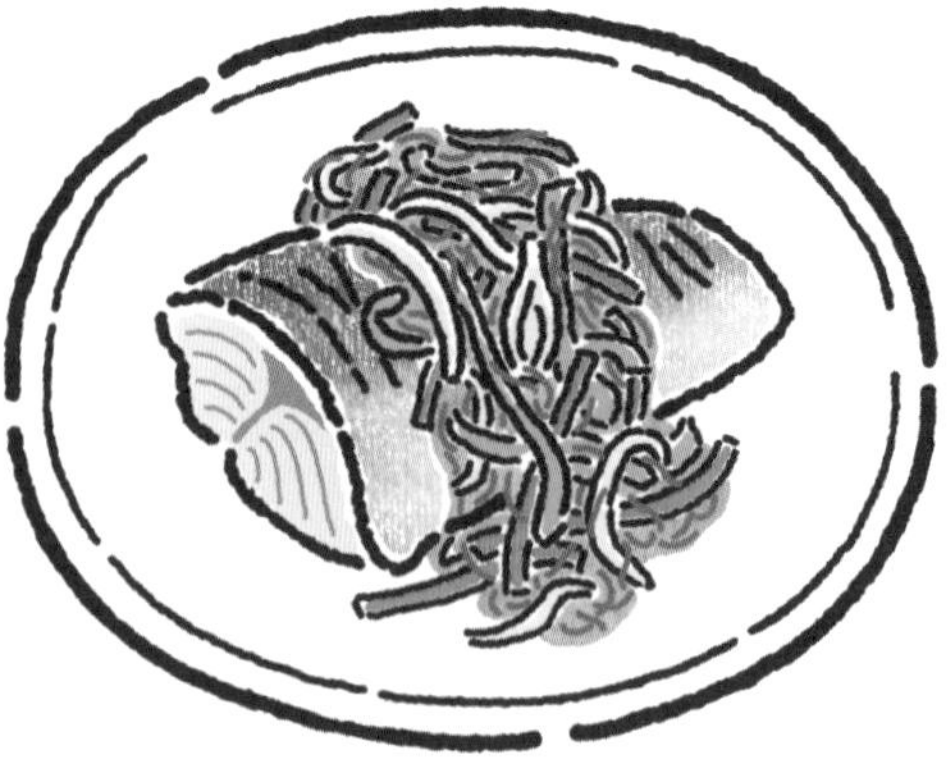

増やせる菌

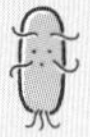

酪酸菌

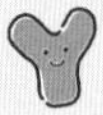

ビフィズス菌

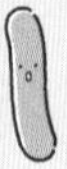

フェカリバクテリウム・プラウスニッツィ

1人分当たり

食物繊維総量	1.3g
食塩相当量	1.2g
エネルギー	223kcal

材料（2人分）

サバ（切り身）……2枚
塩・こしょう……少々
薄力粉……少々
オリーブ油……大さじ1
ニンジン……30g
タマネギ……1/6個
ピーマン……1個
モズク酢（三杯酢）……2パック（各40g）

作り方

1. サバの切り身に塩・こしょうをしてなじませ、薄力粉を薄くまぶす。
2. ニンジン、ピーマンは千切り、タマネギは薄切りにし、耐熱容器に入れてふんわりとラップをし、電子レンジ（600w）で2分加熱する。
3. フライパンにオリーブ油を入れ中火で熱し、1の皮目を下にして、キツネ色になるまで中火で1分焼く。裏返して30秒焼いたら弱火にして2〜3分焼き、火が通ったら器に盛る。
4. 2にモズク酢を混ぜ、3にかける。

しょうゆを後がけするから、乳酸菌が生きたまま！

エビと卵豆腐のふわふわ炒め

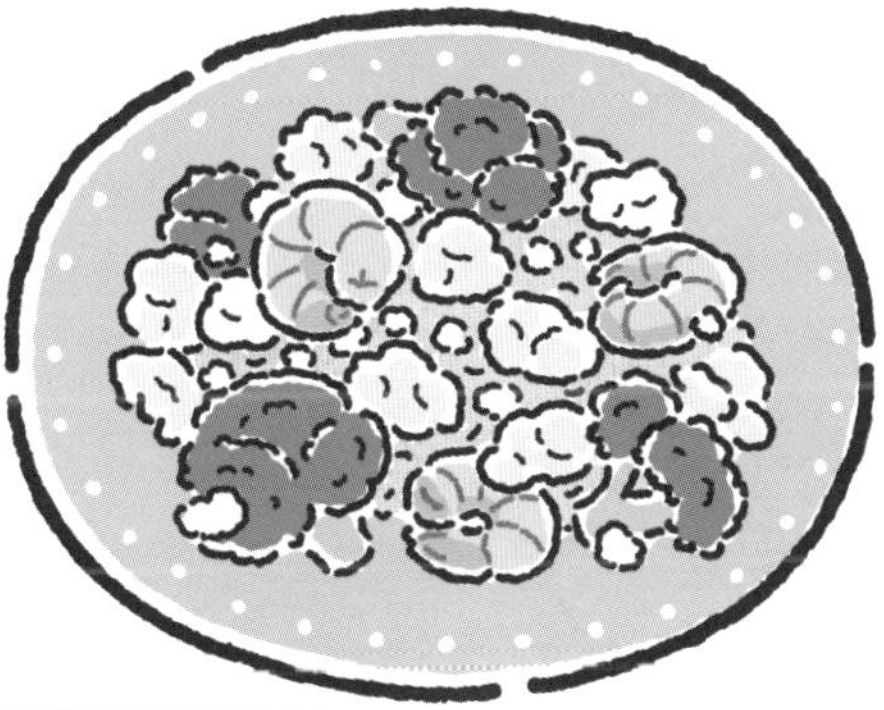

増やせる菌

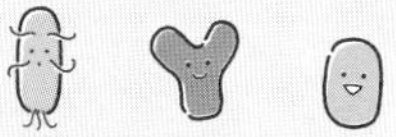

酪酸菌　ビフィズス菌　乳酸菌

1人分当たり	
食物繊維総量	2.2g
食塩相当量	1.5g
エネルギー	256kcal

材料(2人分)

むきエビ……100g
ブロッコリー……1/3株(50g)
卵……2個
木綿豆腐……小1パック(150g)
塩・こしょう……少々
サラダ油……大さじ1

A
オイスターソース……大さじ1/2
しょうゆ……小さじ1
※できれば非加熱製法のもの
酢……小さじ1
ショウガ(おろし)…小さじ1
ゴマ油……少々

作り方

1. むきエビは背ワタがあるものは取り除き、塩水(分量外)で洗って水気を拭く。ブロッコリーは小房に分ける。木綿豆腐と卵をボウルに入れてよく混ぜ、塩・こしょうをする。
2. フライパンにサラダ油大さじ1/2を入れて中火で熱し、エビとブロッコリーを入れる。サッと炒めたら水大さじ3(分量外)を入れ、フタをして1〜2分蒸したのち、取り出しておく。
3. フライパンを軽く拭いて、残りのサラダ油を入れ、中火で熱する。フライパンが温まったら**1**の豆腐と卵を一気に入れ、ゆっくり混ぜながら半熟になるまで炒める。
4. **3**に**2**を戻し入れ、炒め合わせたら、器に盛って混ぜ合わせたAを回しかける。

食物繊維量がずば抜けて多い、ジャガイモ入り

ジャガイモブイヤベース

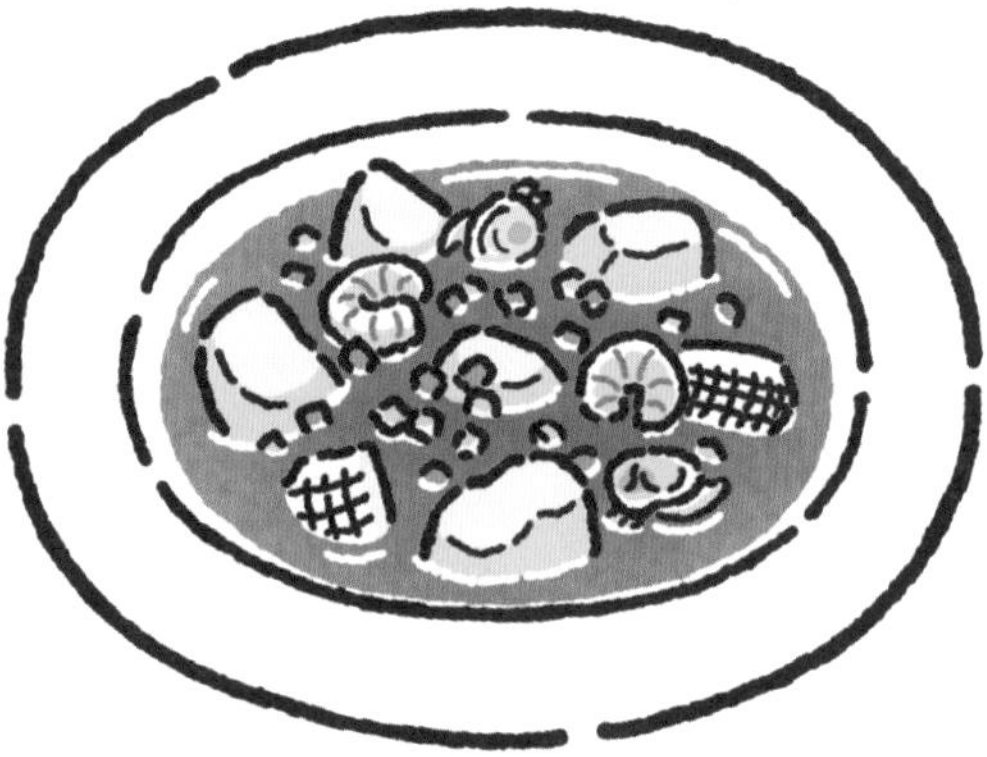

増やせる菌

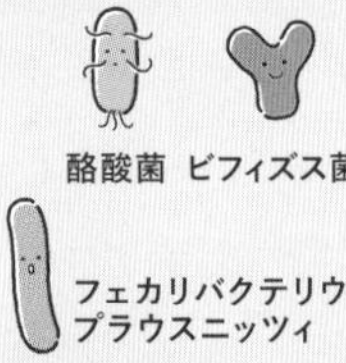

1人分当たり

食物繊維総量	10.4g
食塩相当量	2.0g
エネルギー	165kcal

材料(2人分)

シーフードミックス……200g
タマネギ……1/4個
セロリ……50g
ニンジン……30g
ニンニク……1/2片
ジャガイモ……小2個
トマトジュース……1/2カップ
塩……小さじ1/2
こしょう……少々
オリーブ油……小さじ1
水……1と1/2カップ

作り方

1. タマネギ、セロリ、ニンジン、ニンニクはみじん切り、ジャガイモは一口大に切る。
2. 鍋にオリーブ油を入れて中火で熱し、香りが出るまでニンニクを炒める。タマネギ、セロリ、ニンジンを加え、タマネギが透き通ってくるまで炒める。
3. 2にジャガイモとシーフードミックス(冷凍のままでOK)を加えてサッと炒めたら、トマトジュースと水を加える。煮立ってきたら、弱めの中火で10分煮る。
4. 仕上げに塩・こしょうで味を調え、器に盛る。

魚&オリーブの健康油と、食物繊維豊富な食材の相乗効果

ブリのアクアパッツァ

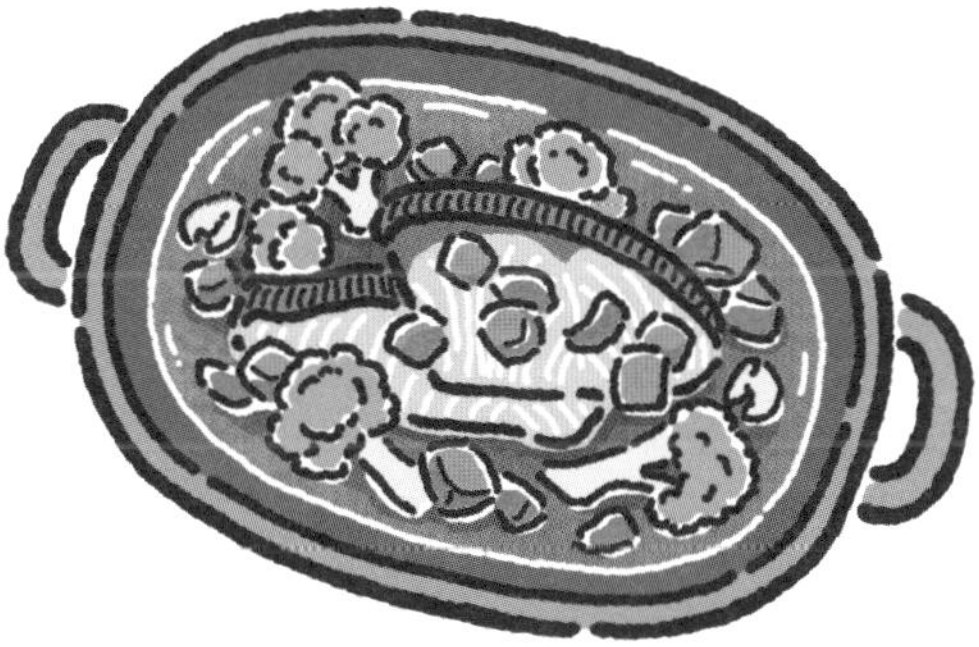

増やせる菌

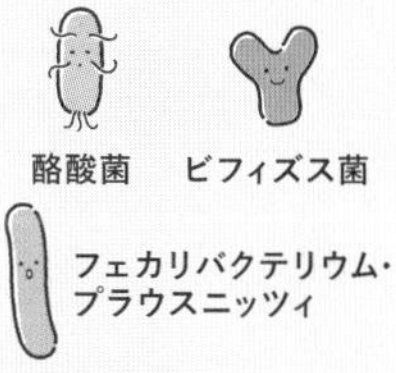

1人分当たり	
食物繊維総量	2.0g
食塩相当量	1.5g
エネルギー	256kcal

材料(2人分)

- ブリ(切り身)……2枚
- 塩・こしょう……少々
- トマト……1個
- ニンニク……1片
- ブロッコリー……1/3株(50g)
- オリーブ油……大さじ1
- ローリエ……1枚
- 水……1/2カップ
- 塩……小さじ1/2

作り方

1. ブリに塩・こしょうをふる。
2. トマトは1㎝角に切り、ニンニクは潰す。ブロッコリーは小房に分ける。
3. フライパンにオリーブ油とニンニクを入れて中火で熱し、香りがしてきたところでニンニクを取り出す。その後、1を加えて、両面焼き色がつくまで焼く。
4. 3にトマト、ローリエ、水、塩を入れ、フタをして弱火で8分煮る。
5. 4にブロッコリーを加えて2分煮たら、ローリエを外して器に盛る。

市販品のソースを使えば、地中海食もお手軽に

ムサカ風グラタン

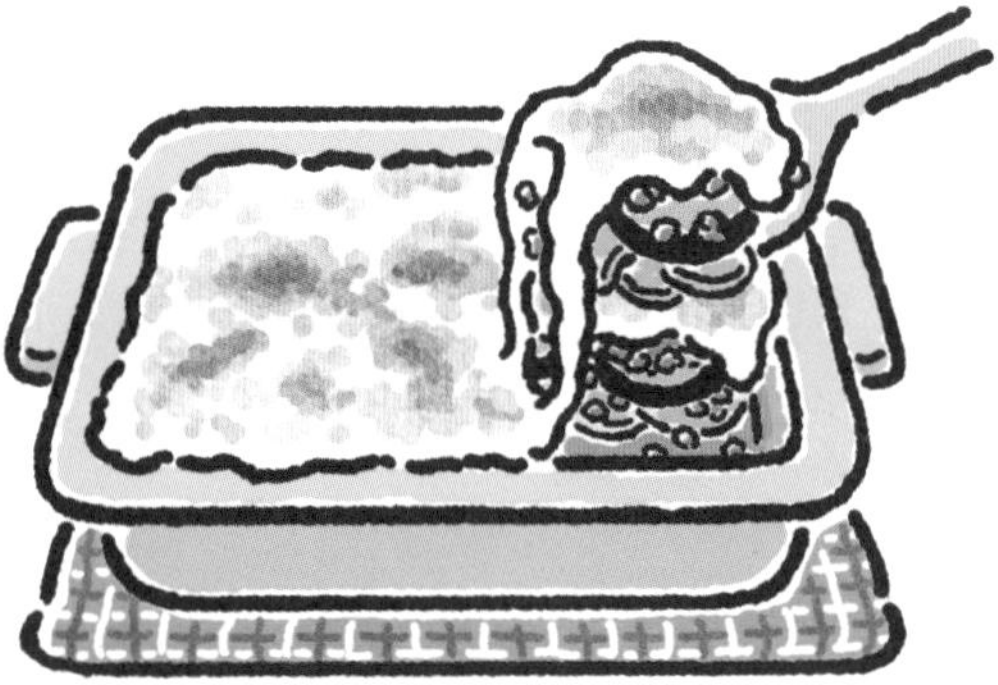

増やせる菌

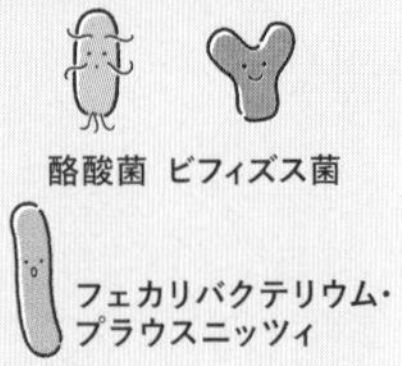

1人分当たり

食物繊維総量	8.3g
食塩相当量	2.1g
エネルギー	305kcal

材 料（2人分）

ジャガイモ……2個
ナス……2本
ミートソース（市販）……1袋（260g）
ホワイトソース（市販）……1/2缶（400g）
ピザ用チーズ……30g
塩・こしょう……少々
オリーブ油……大さじ1と1/2

作り方

1. ジャガイモは薄い輪切りにして塩・こしょうをふり、オリーブ油大さじ1/2をからめる。ナスも3〜4mmの輪切りにして塩・こしょうをふり、オリーブ油大さじ1をからめておく。
2. フライパンを中火で温め、ジャガイモを炒める。透き通ったところでグラタン皿に敷き、その上にミートソースをのせる。
3. 同じフライパンにナスを並べて中火で焼く。焼き上がったら2の上に並べる。
4. 最後にホワイトソースをのせて表面をならしたら、ピザ用チーズをかけてトースター（200℃）で10分焼く。

火を入れないから簡単で乳酸菌もイキイキ！

水切りヨーグルトのレアチーズ風

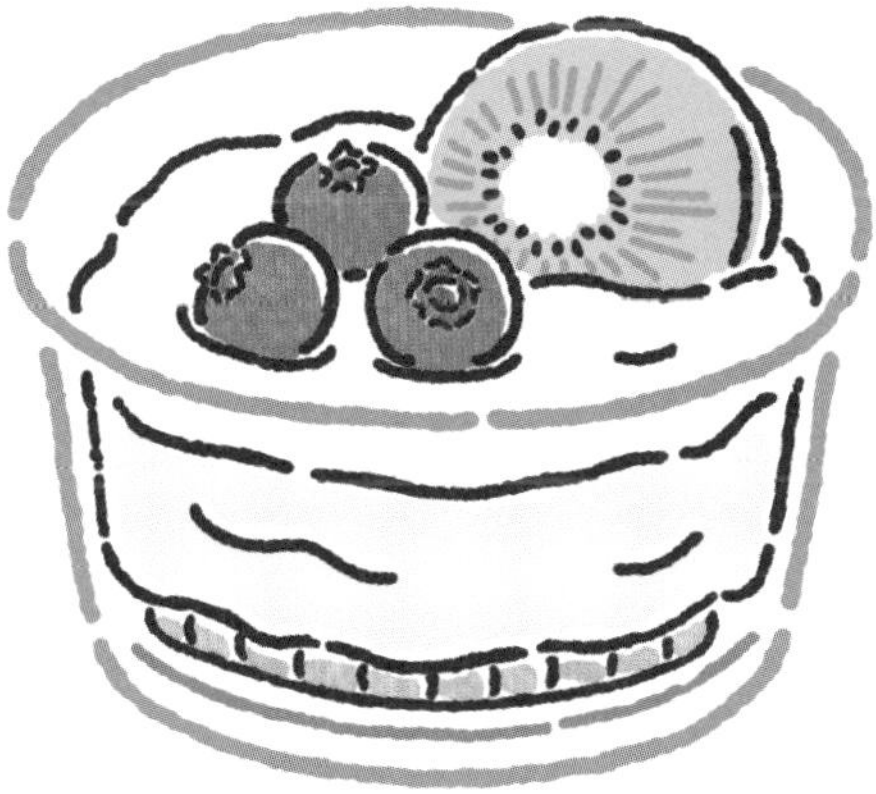

増やせる菌

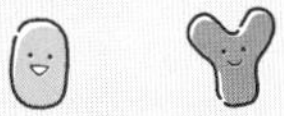

※キウイやバナナを加えれば酪酸菌、ブドウやベリーを加えれば、アッカーマンシア・ムシニフィラが増やせます。

1人分当たり	
食物繊維総量	0.5g
食塩相当量	0.1g
エネルギー	147kcal

材料（2人分）

プレーンヨーグルト……200g
はちみつ……大さじ1
ビスケット（市販）……2枚
好みのフルーツ……適量

作り方

1. 水切りヨーグルトをつくる。ザルにキッチンペーパーを敷き、プレーンヨーグルトを入れて包み、一晩置く。
2. ボウルに1とはちみつを入れて、よく混ぜる。
3. 器にビスケットを入れて、2をのせる。
4. 3に、食べやすい大きさに切ったフルーツをのせる。

小麦粉が入っていない、十割そばを使用

低FODMAPそば

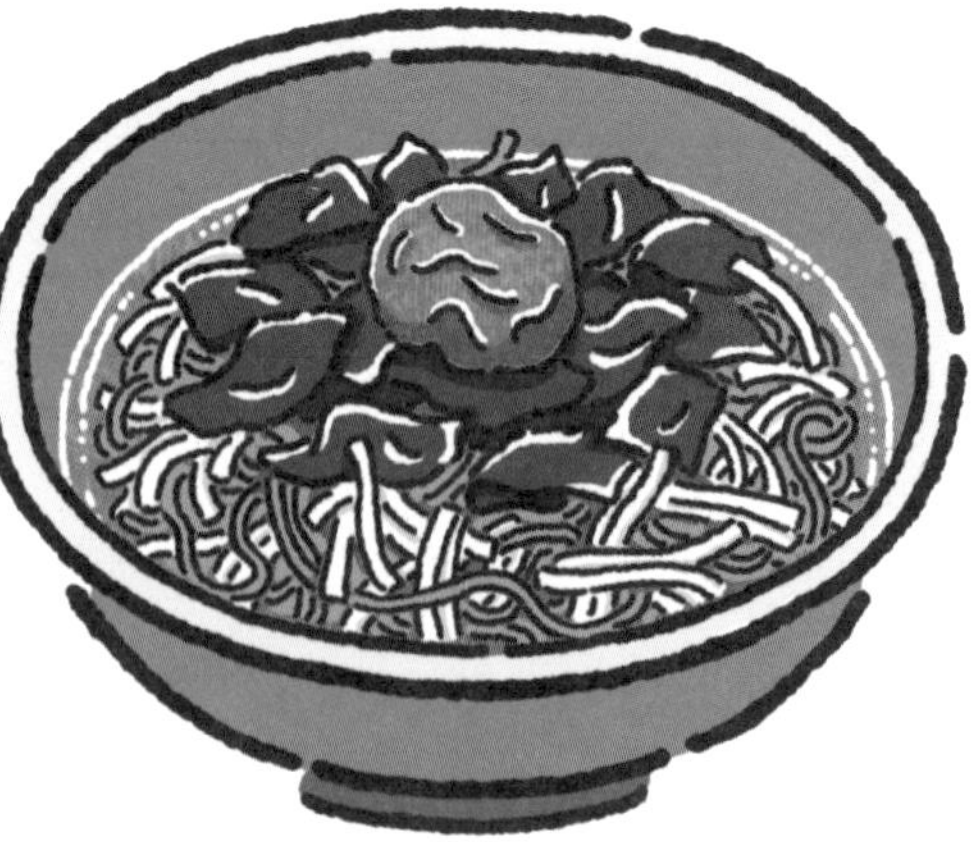

増やせる菌

酪酸菌

ビフィズス菌

フェカリバクテリウム・プラウスニッツィ

1人分当たり

食物繊維総量	3.4g
食塩相当量	3.7g
エネルギー	206kcal

材料(2人分)

十割そば(乾麺) …… 2束
ダイコン …… 100g
めんつゆ(3倍濃縮) …… 50mL
※ブドウ糖果糖液糖が入っていないもの

水 …… 1カップ
生ワカメ …… 20g
梅干し …… 2個
※はちみつや甘味料を添加していないもの

作り方

1. ダイコンを千切りにし、生ワカメを一口大にカットする。
2. たっぷりの熱湯(分量外)で十割そばを茹でる。仕上がりの30秒前にダイコンを入れ、時間になったら一緒に取り出す。
3. 鍋にめんつゆと水を入れ、煮立ったらワカメを入れる。
4. 器に2を盛り、3のかけ汁をかけ、ワカメと梅干しをのせる。

鶏肉の骨から出るゼラチンには、小腸の修復効果も

低FODMAP塩こうじポトフ

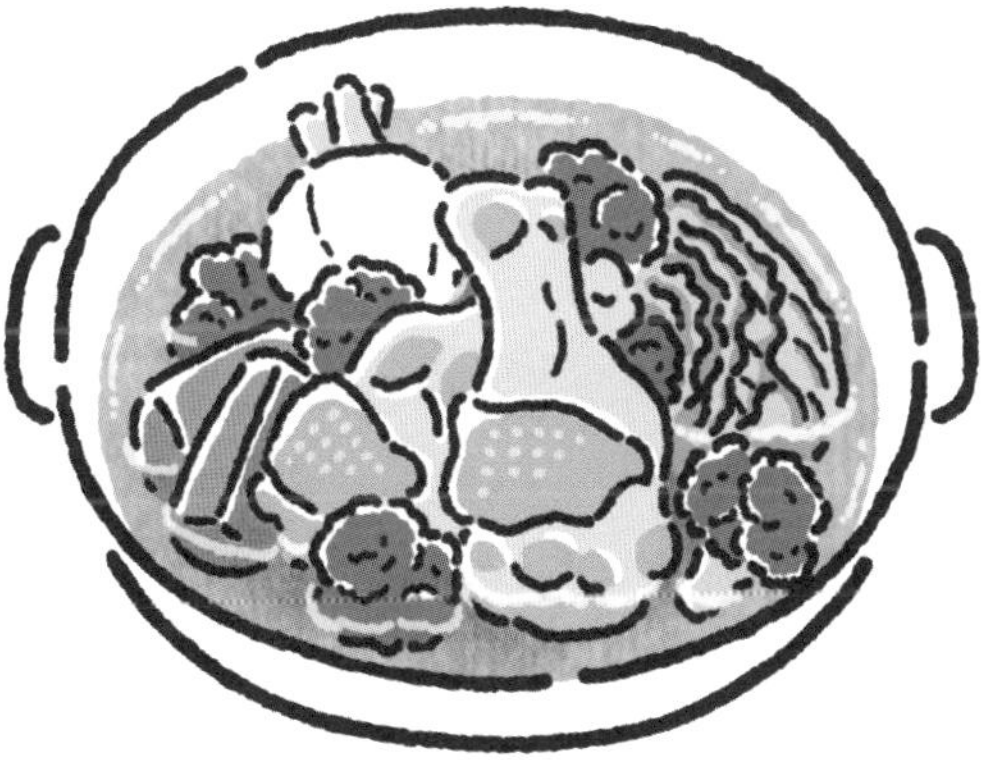

増やせる菌

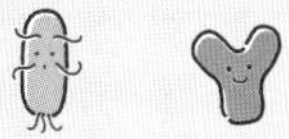

酪酸菌　ビフィズス菌

1人分当たり

食物繊維総量	4.6g
食塩相当量	1.8g
エネルギー	287kcal

材料(2人分)

鶏手羽元……4本
カブ……1個
ニンジン……1/2本
キャベツ……1/6玉
ブロッコリー(小房)……6個
塩こうじ……大さじ2
ローリエ……1枚
水……3カップ
こしょう……少々

作り方

1. 鶏手羽元は骨に沿って切り込みを入れ、塩こうじとともにポリ袋に入れて冷蔵庫に10分置いておく。
2. カブは皮をむいて半分に切る。ニンジンは4～5㎝の長さの拍子木切り(棒状)にし、キャベツはくし切りにする。
3. 鍋に1の鶏手羽元、ニンジン、キャベツ、ローリエ、水を入れたのち、フタをして弱めの中火で15分煮る。
4. カブとブロッコリーを加えてこしょうをふり、さらに5分フタをして煮た後、ローリエを外して皿に盛る。

高FODMAPのソースのかわりにオイスターソースで！

低FODMAPとん平焼き

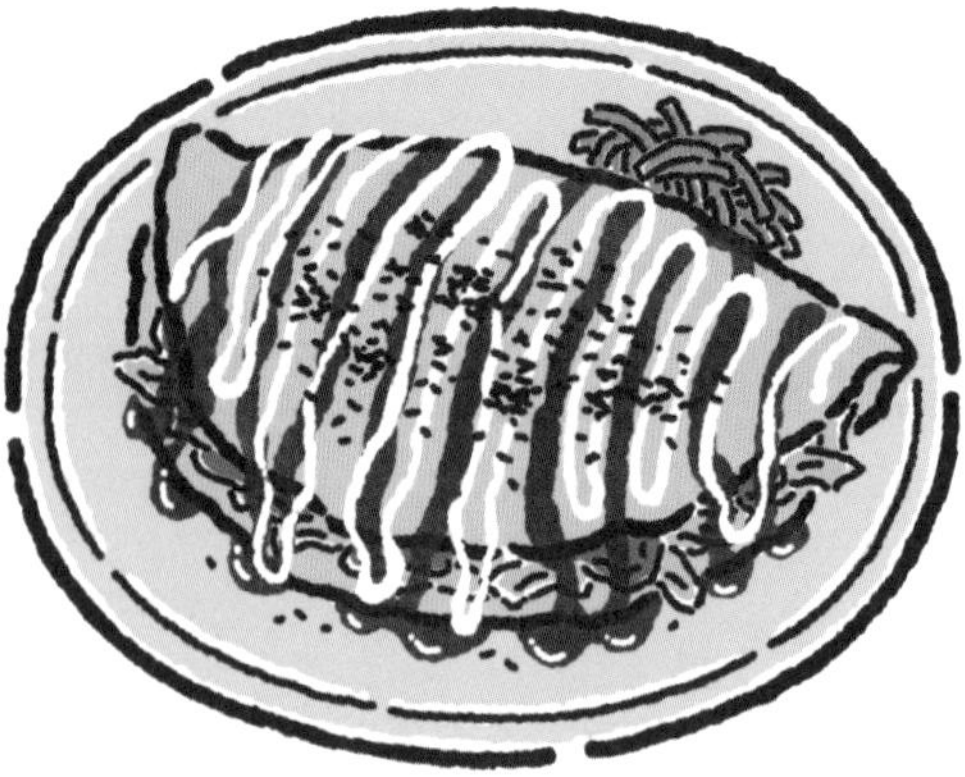

増やせる菌

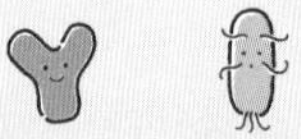

ビフィズス菌　酪酸菌

1人分当たり	
食物繊維総量	1.2g
食塩相当量	1.0g
エネルギー	240kcal

材料（2人分）

豚こま肉 …… 50g
キャベツ（細切り）… 1枚分（50g）
卵 …… 2個
塩・こしょう …… 少々
サラダ油 …… 大さじ1
オイスターソース …… 適量
マヨネーズ …… 適量
青ノリ …… 適量
紅ショウガ …… 適量

作り方

1. フライパンにサラダ油大さじ1/2を入れて中火で熱し、豚こま肉を炒める。肉に火が通ったらキャベツを加えてサッと炒め、塩・こしょうで味を調えたのち、1度取り出す。
2. フライパンをキッチンペーパーでサッと拭き、残りのサラダ油を中火で熱する。溶いた卵を一気に入れて薄焼きにしたら、火が通ったところで1を戻し入れる。
3. 2を半分に折りたたみ、器に取り出す。オイスターソース、マヨネーズをかけ、青ノリをふって、紅ショウガを添える。

4章

気になる病気と腸の関係

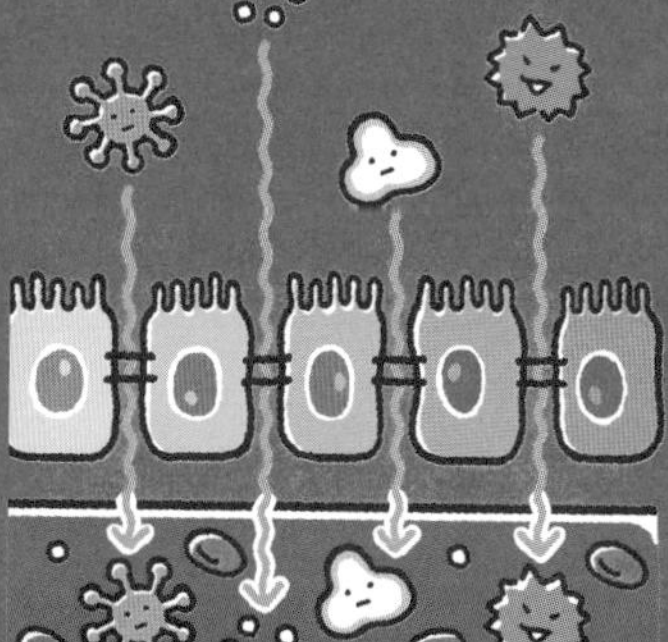

病気と腸の関係を知り自分に必要な菌を学ぼう

ここまで、元気で長生きするために必要な5つの「ご長寿菌」と、それぞれの菌を増やすための食材、そしてレシピについてお伝えしました。

4章では、視点を変えて、健康寿命に関わる病気と腸の関係、そして、どんな菌を増やせば病気を改善、予防できるのかをできる限りご紹介したいと思います。1章でもご説明したように、腸は驚くほど体中に影響を与えているのです。

本書では、シニアの方々がかかりやすい病気ばかりを集めました。あなたが気になる病気もきっとあるはずです。

5大ご長寿菌が関わっているものは菌のアイコンものせていますので、ぜひ参考にしていただければと思います。

●大腸がん・食道がん・肝臓がんなど

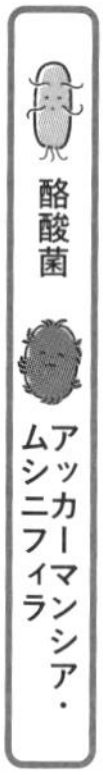

「大腸がん」は日本人がもっとも多くかかっているがんです。特に、日本人女性のがんの死亡率では第1位。アメリカの人口は日本の2・5倍以上ですが、大腸がんで亡くなる人の数は、日本人のほうが上回っているのが現状です。

日本で大腸がん患者が増え続ける理由の一つは、「食の西洋化」です。中でも顕著なのは、1日に食べる野菜の量が年々減っていること。皮肉なことに、逆に欧米各国は野菜の摂取量が増えており、アメリカをはじめとして、大腸がんの罹患率が下がっています。アメリカで始まった「５ＡＤＡＹ《ファイブアデイ》運動（1日に5皿分・３５０ｇ以上の野菜と、２００ｇの果物を食べるよう推奨）」は、今や世界30カ国以上に広がっており、野菜を食べるほど健康になることは、世界の常識になりつつあるのです。**野菜を摂ることは、腸内の酪酸菌を増やし、免疫力をアップさせることにつながります。**

大腸がんの大敵は、フソバクテリウム・ヌクレアタムという菌です。この菌は、もともとは口腔内細菌で、硫化水素を発生させ、口臭の原因になります。口の中にいたフソバクテリウム・ヌクレアタムは、飲み込まれたり、血液の流れを通じたりして大腸に到達し、大腸がんなどを引き起こすのではないかと考えられています。フソバクテリウム・ヌクレアタムは、歯磨きなどの口腔内ケアで減らすことができます。なお、歯磨きは励行すると、なんと**食道がんまで減る**ことがわかっています。

肝臓がんには腸内環境が悪化すると勢力を増す「アリアケ菌」という細菌が関係しています。**この菌は、消化液である胆汁から「二次胆汁酸」という有害物質を生み出し、発がん性物質につながることがわかっています。**二次胆汁酸は、腸から血管を通じて肝臓に達し、肝臓がんの誘因になると考えられています。

予防のためにはしっかり腸活をして、腸内細菌の多様性を保ちましょう。**酪酸菌を中心に腸内細菌を増やし、免疫力を上げることによって、そのほかのすべてのがんにもかかりにくくすることができます。**

さらに**アッカーマンシア・ムシニフィラを持っている人は抗がん剤が効きやすいというデータもあり、現在、抗がん剤治療をしている人は積極的にこの菌を増やす食事を心がけることが大切です。**

【酪酸菌を増やす食材はP71、アッカーマンシア・ムシニフィラを増やす食材はP79を参照】

●糖尿病

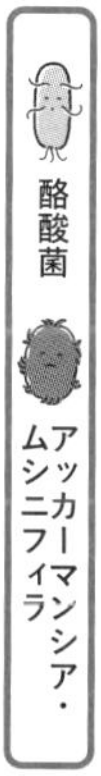

糖尿病は、ひと言でいうと血糖値が高い状態が続く病気です。その95％が「2型」で、遺伝のほか、肥満、食べすぎ、飲みすぎ、運動不足などにより、インスリンというホルモンの分泌や働きに障害が起こることで発症します。高血糖が続くと全身の血管が傷つけられ、さまざまな合併症を引き起こすことがあります。

もともと血液中は、細菌がほとんど存在しない「無菌状態」と考えられていました。しかし、糖尿病患者とそうでない人では、血液中に腸内細菌が流れている割合が、それぞれ28％と4％と、大きな差がつきました。これは**糖尿病患者の腸内細菌叢が乱れ、腸管のバリア機能が低下することでリーキーガット状態（P64）となり、腸内細菌が腸から血液中にもれ出して、全身の血液の中を巡っている**ことを示します。

この病気を改善するヒントが、ご長寿菌のアッカーマンシア・ムシニフィラです。**アッカーマンシア・ムシニフィラが腸の粘膜を守る粘液層を増やして厚くし、腸から細菌がもれ出すのを防いでくれる**のです。また、糖尿病患者にアッカーマンシア・ムシニフィラを投与した臨床試験では、糖尿病が改善するというデータも発表されています。アッカーマンシア・ムシニフィラは食事で増やすことができますが、サプリメント化もされており、通販で買うこともできます。

さらに、酪酸菌を投与した場合もよい結果が出ています。**酪酸菌が腸内で生み出す酪酸が、血糖を下げるインスリンの分泌を促進、糖尿病を改善させる**ことがわかっています。酪酸菌は「2型（遺伝と生活習慣が原因の糖尿病）」だけでなく、「1型（自己免疫が原因の糖尿病）」にも効果があります。

酪酸菌を増やす食材の代表といえば、野菜や海藻類などに含まれる食物繊維です。酪酸菌が食物繊維をエサにして発酵し、代謝物として酪酸などの体にいい短鎖脂肪酸をつくり出し、血糖値を下げてくれるのです。血糖値が気になる人は、予防のためにも日頃から野菜、海藻を十分摂るよう心がけましょう。

糖尿病になると「ベジタブルファースト（野菜を先に食べる）」の食事指導をされますが、これは腸活としても非常に理にかなっています。肉や魚より、野菜を先に腸内に送り込むことで、腸内細菌も活性化しやすくなり、効果が出やすくなります。

【酪酸菌を増やす食材はP71、アッカーマンシア・ムシニフィラを増やす食材はP79を参照】

●認知症・集中力低下

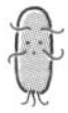
酪酸菌

ビフィズス菌

年齢を重ねると、物忘れが増えたり、集中力が低下したりします。これは脳の生理的な老化によるものですが、それが病的に進行していくのが認知症です。この認知症に腸が深く関わっていることが、研究でわかってきました。**中でもアルツハイマー型認知症は、食事の偏りによって腸内細菌の多様性が減ることが要因となるなど、腸内環境と密接な関連があることが証明されています。**そこで、特に増やしたいのが酪酸菌です。酪酸菌がつくり出す短鎖脂肪酸が、脳の機能を支える代表的な免疫細胞「グリア細胞」の成熟を促すことが判明。認知症によい影響をもたらします。さらに、認知症患者には便秘が多いことが報告されています。短鎖脂肪酸は腸の運動を刺激してお通じをよくし、認知症の原因の一つと考えられる便秘を予防してくれます。またＰ96でもお伝えしたように、ビフィズス菌が認知機能を改善させる研究発表もあります。酪酸菌とビフィズス菌を積極的に摂りましょう。酪酸菌を増やせる食事としておすすめなのが日本食。実際、「より日本食らしい」食事が酪酸菌を増やし、認知症を予防することがわかっています。**【酪酸菌を増やす食材はP71、ビフィズス菌を増やす食材はP101、日本食についてはP114を参照】**

●動脈硬化・心疾患

一見、腸とはあまり関連がなさそうに思える血管もまた、腸内フローラがつくり出す腸内環境の影響を受けています。

たとえば、**血管の壁にコレステロールなどで構成される沈着物がたまり、血流が止まってしまう動脈硬化も、腸内細菌が関与しているとわかりました。**学術誌『Ｎａｔｕｒｅ』では、「腸内細菌がつくり出す『ＴＭＡＯ（トリメチルアミンN-オキシド）』が、腸管から血液中にもれ出すと、動脈硬化の進行を促進する」という研究報告が発表されています。ＴＭＡＯは卵や赤身肉に含まれるコリンという成分を腸内細菌が代謝してつくられています。また、さらなる研究によって、同じコリンを摂っていても、ＴＭＡＯがつくられず動脈硬化にならない人と、ＴＭＡＯが過剰につくられて動脈硬化が進む人がいて、両者の違いは腸内細菌の違いによるものであることがわかりました。リスクのある人は卵や赤身肉の食べすぎを避けるのが賢明です。

心疾患は、ＳＩＢＯ（Ｐ１４８）との関連性が指摘されています。気になる方は低ＦＯＤＭＡＰ食を試してみてください。**【低ＦＯＤＭＡＰ食材はＰ１０７を参照】**

●肝硬変・脂肪肝

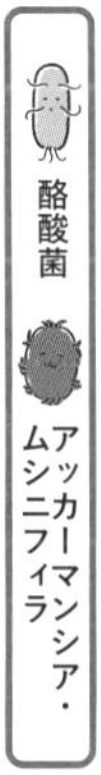

肝臓は、腸と肝臓をつなぐ「門脈」という血管により、腸と直結しているため、腸内細菌に強い影響を受けています。

中でも**肝硬変や脂肪肝は、腸内フローラの乱れによって、腸内細菌からつくり出される毒素（エンドトキシン）が小腸からもれ出し、血管を介して肝臓に達することが大きな原因**といわれています。病態が進行すれば肝臓がんに移行するリスクも高く、非常に怖い病気の一つです。

そこでカギを握る腸内細菌が、酪酸菌とアッカーマンシア・ムシニフィラです。酪酸菌がつくり出す酪酸やアッカーマンシア・ムシニフィラが、**腸のバリアとして働く粘液を増やして粘液層を厚くし、毒素がもれやすくなっている腸（リーキーガット）を正常に戻してくれる**のです。酪酸菌、アッカーマンシア・ムシニフィラを増やす食事をして、予防に努めましょう。また、肝臓をいたわるためには、普段から水分をよく摂り、ブロッコリーなど抗酸化作用のある緑黄色野菜を摂るのもおすすめです。**【酪酸菌を増やす食材はP71、アッカーマンシア・ムシニフィラを増やす食材はP79を参照】**

●腎臓病・慢性腎不全

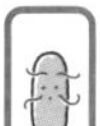

酪酸菌

腎臓病の一つである慢性腎不全には、「腸腎相関《ちょうじんそうかん》」と呼ばれるネットワークが関わっています。**腸内環境が乱れると、腸内細菌がつくり出す尿毒素物質によって腎臓に悪影響がおよぶのです。**

たとえば、腸の不調によって便秘症状が長く続くと、腸内で「P-クレゾール」や「インドール」といった有害物質が生成されやすくなります。それが血管経由で腎臓に達すると、腎臓の機能がダメージを受け、慢性の腎臓疾患に。場合によっては腎不全の原因になってしまいます。**便秘は慢性腎不全を進行させる**のです。

そこで増やしたいのが酪酸菌です。酪酸菌がつくり出す酪酸は、腸管を動かすエネルギーの約70%を担っており、**酪酸菌を増やす食事をすることで、排便回数を増やすことができます。便秘を解消して、慢性腎不全を予防することができる**のです。

実際、便秘の治療薬である「アミティーザ」は、腸のバリア機能を改善し、慢性腎不全の進行を抑えることがわかっています。

【酪酸菌を増やす食材はP71を参照】

●リーキーガット症候群

リーキーガット症候群とは、腸のバリア機能が破綻した状態のことです。P47でも解説したように、私たちの腸はわずか数十ミクロンの薄皮一枚の腸管上皮が腸の中と外を分けており、さらに2層の粘液層でこの表面を守っています。

ところが、**低食物繊維・高脂肪の食事を摂り続けると腸の老化が進み、盾となり腸を守っている粘液層が次第に薄くなり、粘膜が傷つきペラペラ状態に。**やがて、腸粘膜の細胞に隙間ができると、腸から出てはいけない未消化の栄養分や有害物質、腸内細菌のつくる毒素（エンドトキシン）が血液中にもれ出します。そして、体に異常な物質が入ってきたことを受けて免疫システムが機能障害を起こしてしまいます。単におなかの調子が悪くなるということだけではなく、全身の老化、高血圧やがん、膠原病《こうげんびょう》などもリーキーガットが関連していることがわかってきています。

この病気の回復には、食生活の改善が何より大切です。**腸のバリア機能に関わる酪酸菌やアッカーマンシア・ムシニフィラを増やす食事を心がけ、リーキーガットの原因となる果糖、アルコール、痛み止めの薬、ストレスを最小限に。****【酪酸菌を増やす食材はP71、アッカーマンシア・ムシニフィラを増やす食材はP79を参照】**

●パーキンソン病

酪酸菌　ビフィズス菌

高齢化にともなって増加しているパーキンソン病は、手が震えたり、小刻みな歩き方になったりするのが特徴の病気です。さまざまな研究の結果、**パーキンソン病は、腸内細菌が関与する病気であることがわかってきました。**腸内細菌がつくり出す「α-シヌクレイン」という毒性のあるたんぱく質が迷走神経を介して脳に沈着することで、脳の神経細胞の一部を殺してしまい、体をうまくコントロールできなくなると考えられています。胃潰瘍《いかいよう》の治療として腸と脳をつなぐ神経の切断手術（迷走神経離断術）を受けた人は、手術をしていない人に比べて、パーキンソン病の罹患率が減るという報告も。腸内の毒素が脳に達しさえしなければ、発症のリスクは下がるというわけです。また、**パーキンソン病の患者さんは、発症するずっと前（2～10年前）から頑固な便秘に悩んでいる人が多く、ビフィズス菌が少ない**ことがわかっています。つまり、**腸内環境を整え、便秘を改善することが、パーキンソン病予防のためには大切なのです。**腸のぜん動運動を促進して、お通じをよくする酪酸菌を増やす食事やビフィズス菌を増やす食事がおすすめです。**【酪酸菌を増やす食材はP71、ビフィズス菌を増やす食材はP101を参照】**

●うつ・睡眠障害・イライラ

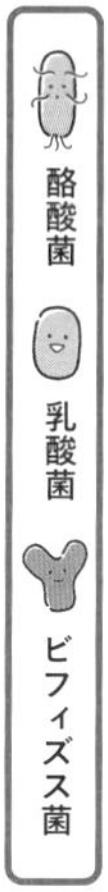

うつ病の人は、腸内環境が乱れていることが多く、近年、腸との関係が明らかになってきました。加齢に伴う腸の老化も原因の一つですが、腸が何らかの異常をきたし、免疫機能が低下すると、「腸脳相関」によって脳が一種の炎症状態になり、うつ病を発症すると考えられています。まさに「腸は第二の脳」なのです。

双極性障害（躁うつ病）では、眠れない症状が強いほど腸内の乳酸菌が少ないことに加え、ビフィズス菌が少ないことによるコルチゾール（イライラのもとになるホルモン）の増加も報告されています。この病ともっとも関わりが深いのが、神経伝達物質「セロトニン」です。別名「幸せホルモン」と呼ばれるほど、心の安定を導くことで知られています。**セロトニンの90％は腸でつくられ、自律神経を整えて心を前向きにする作用がある**ことからも、セロトニンの合成を促す酪酸菌を増やすことがうつ病予防のカギといえます。実際に、酪酸菌が多い人ほど「自分は健康だ」と感じています。ほかにも、腸内環境を整える乳酸菌、ビフィズス菌を増やす食材もしっかり摂ることが大切です。**【酪酸菌を増やす食材はP71、乳酸菌を増やす食材はP93、ビフィズス菌を増やす食材はP101を参照】**

●骨粗しょう症

乳酸菌

シニアの悩みである骨粗しょう症は、骨の強度が低下してもろくなり、骨折しやすくなる病気です。主な原因は、加齢による女性ホルモン「エストロゲン」の減少、運動不足といわれています。ですがこの骨粗しょう症も、実は腸と深い関係があります。**骨が強くあるためには、「破骨《はこつ》細胞（骨を壊す細胞）」の働きを抑えて、「骨芽《こつが》細胞（骨を新しくつくり出す細胞）」を活性化させ、骨密度を上げなくてはいけませんが、なんと腸内細菌がこれらに大きな影響を与えていたのです。**そのカギを握るのが、ラクトバチルスGG株と呼ばれる乳酸菌です。この菌が産生する乳酸が作用して、腸内に酪酸を増やし、骨芽細胞の活性化を誘導。骨密度を上げることがわかってきました。ラクトバチルスGG株は一部のヨーグルトなどで摂ることができます。

【乳酸菌を増やす食材はP93を参照】

骨ができるしくみ

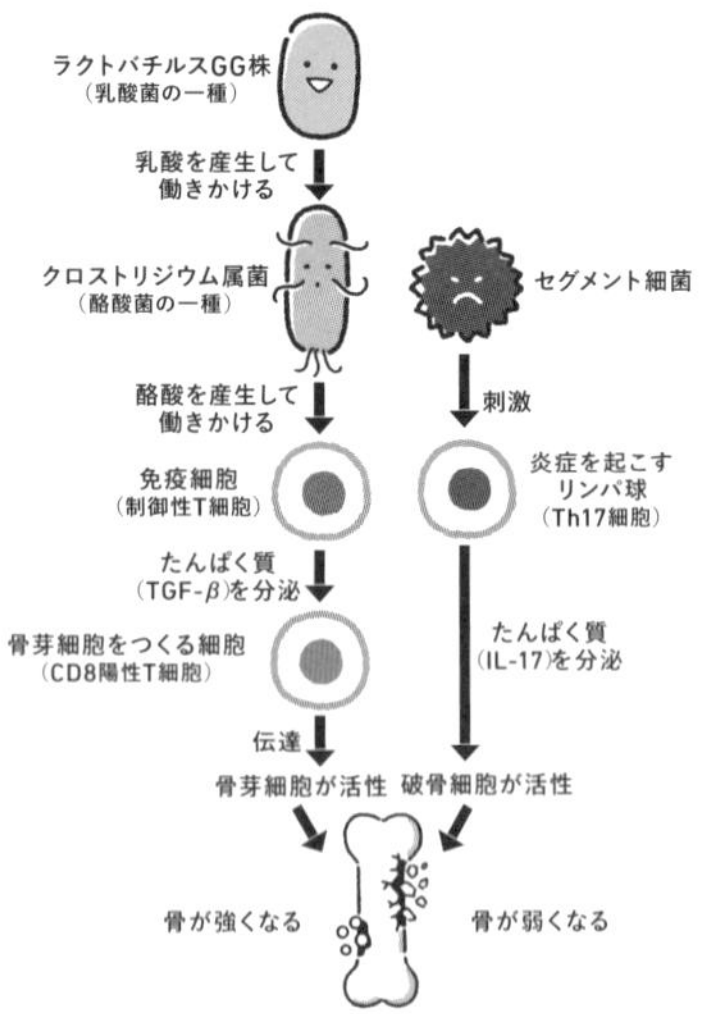

●サルコペニア・ロコモ・フレイル

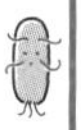
酪酸菌

最近よく耳にする「フレイル」とは、加齢により心身が弱ってきた人に起こる、要介護一歩手前の状態のことです。フレイルの中でも運動機能が低下した状態を「ロコモティブシンドローム（ロコモ）」、さらにロコモの中でも特に筋力が減少した状態を「サルコペニア」と呼んでいます。予防のためには、筋力を保つ働きのあるたんぱく質をしっかり摂ることが大事。しかし、歳を取ってくると、**たんぱく質を摂っているだけではサルコペニアは予防できない**ことがわかってきました。それを補うのが、食物繊維から酪酸をつくる酪酸菌「ラクノスピラ菌」（P62参照）や「ロゼブリア菌」（P68参照）です。

ご長寿地域で暮らす高齢者の腸内には、酪酸産生菌がたくさんいることがわかっていて、特に**ラクノスピラ菌を十分に持っている人は筋肉量が多く、歩行速度が速く握力が強い＝サルコペニアが少ない**という統計結果が出ています。いつまでも丈夫な体を保つためには、筋肉をつけるのに役立つ酪酸菌をしっかり摂る、「筋トレ」ならぬ「菌トレ」が望ましいといえます。**【酪酸菌を増やす食材はP71を参照】**

●便秘・下痢

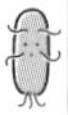

酪酸菌

「便秘や下痢は万病のもと」といわれるように、便秘や下痢になると、おなかの異常だけでなく、体中にさまざまな不調があらわれます。しかも放っておくと、免疫力が低下し、感染症にかかりやすくなる危険もあります。さらに大病を引き起こしたり、P18でもお話ししたように、便秘が寿命を縮めるなどの事実も明らかにされており、身近な症状だからといって放置できません。

「たかが便秘や下痢」と軽く考えずに、酪酸菌を増やして便通を改善しましょう。

ここで簡単に排泄のしくみをご紹介します。大腸は約3cmごとにヒダがあり、洗濯機のホースのような蛇腹状になっています。そして、肛門側に向けて絞るように腸の筋肉が収縮することで便を押し出すようになっています。これを「腸のぜん動運動」と呼びます。この筋肉の運動が、便を下から上へ持ち上げるなど、重力に逆らって便を運ぶことを可能にしてくれています。

ところが**便秘が長引き、便がたまった状態が続くと、大腸内の圧力が必要以上に高まって腸の壁を押し出してしまい、ヒダの筋肉がペラペラに伸びてしまうのです。**程度がひどければ、ヒダは壊れ、なくなります。そうなると、筋力が弱まり、

大腸のぜん動運動のしくみ

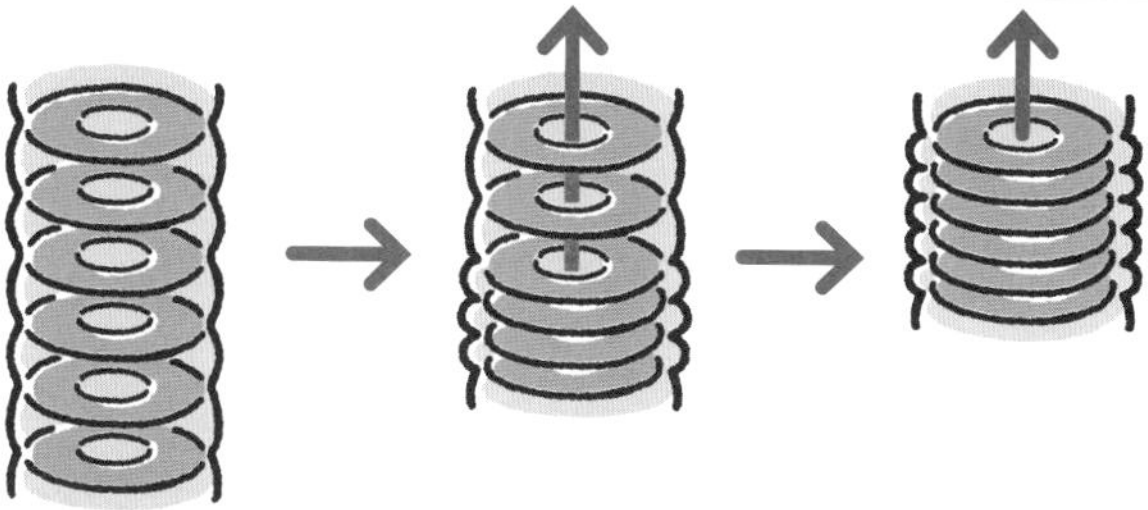

大腸の壁が押し出され、ヒダが消失するしくみ

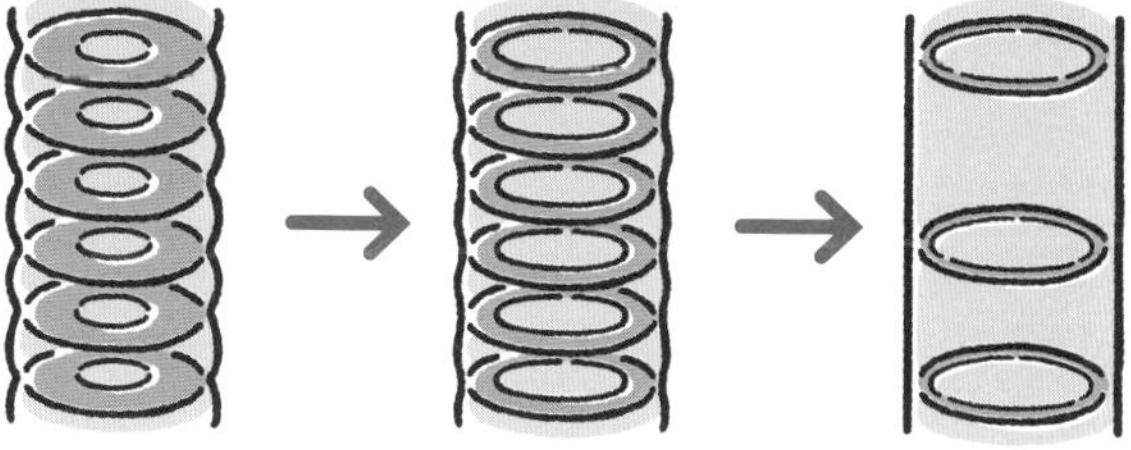

便を運ぶことが難しくなり、どんどん便秘の悪循環に陥ります。ちなみに、腸管のヒダが減ってしまう現象は、加齢によっても起こります。

便秘が重い人ほど、腸内細菌の多様性が減少しています。便通改善の酪酸菌を中心に、菌の種類をできるだけ増やすためにも、1日5種類を目標に野菜小鉢を食べ、多めの水分摂取を心がけましょう。**【酪酸菌を増やす食材はP71を参照】**

●SIBO

SIBO《シーボ》とは、口の中や大腸にいるべき細菌が小腸に流入し、小腸の中で増殖する「小腸内細菌増殖症」のこと。加齢とともに増え、**65歳以上の約30％がSIBOを発症している**といわれ、全身の老化を早めることも判明しています。

その原因は、加齢による腸の機能低下や、小腸の出口である「バウヒン弁（回盲弁）」のゆるみです。また、糖尿病、肝硬変、膠原病やストレス、自律神経の乱れなどで小腸の動きが悪くなると、小腸の粘膜に細菌がとりついて増えてしまい、SIBOになる場合もあります。さらに不必要な胃酸を抑える薬により、細菌を殺菌する役割をもつ胃酸が減って細菌が増えることもあります。小腸内で細菌が増殖すると、細菌が過剰な発酵を引き起こし、小腸内にメタンや水素、硫化水素といったガスが充満。小腸はもともとガスに耐える構造をしていないため、炎症や腸粘膜が壊されるリーキーガット症候群を引き起こし、体中にさまざまな悪影響が出てしまうのです。**水素が多く発生するSIBOは下痢になりやすく、メタンと硫化水素が発生する場合は便秘になりやすいことがわかっています。**SIBOの改善には低FODMAPによる食事法が効果的です。**【低FODMAPの食材はP107参照】**

●肥満

世界でもっとも蔓延している病気の一つである肥満は、腸内細菌の多様性が失われることによっても発症します。海外の調査データによると、「太らせ菌」と呼ばれる「ファーミキューテス」という細菌グループの割合が多いほど肥満になりやすいという報告がありました。しかし、P36でも述べたように、日本人の腸内細菌はかなり特殊です。日本人の腸内細菌分析をしたところ、この「太らせ菌理論」は、日本人の肥満の原因にはまったく当てはまりませんでした。

日本人の場合は、**酪酸菌が多い人ほど内臓脂肪が少ない**という研究結果が発表されており、酪酸菌を増やす努力をすることが、肥満解消法の一つといえるでしょう。また、**アッカーマンシア・ムシニフィラも肥満を防ぐ菌である**ことが確認されています。肥満度の高い人、コレステロール値が高い人、血糖値が高い人の腸内ではこれらの菌が不足している傾向があり、肥満や高血糖を改善するためにも、アッカーマンシア・ムシニフィラを増やす食事もおすすめします。**【酪酸菌を増やす食材はP71、アッカーマンシア・ムシニフィラを増やす食材はP79を参照】**

●冷え・肩こり・むくみ・頻尿

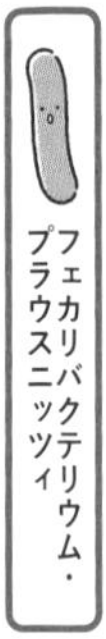

肩こりや冷え、むくみ、頻尿など、病気とまではいえない体の不調。中でも冷えは、頻尿や、手足・顔のむくみを引き起こしたり、血流が悪くなることで肩こりにもつながると考えられ、多くの「何となく不調」の原因となっています。

改善のカギを握るのは、フェカリバクテリウム菌です。**フェカリバクテリウム菌の大きな特徴は代謝を上げる作用があること。そのため、この菌を増やすことで冷えを改善できます。**冷えが改善されれば、それに伴うさまざまな症状もよくなることが期待されます。「何となく不調」で悩んでいる方は、まずはフェカリバクテリウム菌を増やす食事に変えることから始めてみるのがいいでしょう。

また、これらの症状は、冷え以外に、小腸内に腸内細菌が増えすぎてしまうことで起こるＳＩＢＯが関連しているという論文もあります。**不調が長引いている人は、ＳＩＢＯを疑ってみることも必要です。**

【フェカリバクテリウム菌を増やす食材はＰ85、低ＦＯＤＭＡＰの食材はＰ１０７を参照】

●肌の老化・姿勢の悪さ

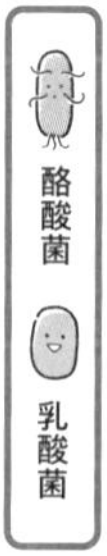

見た目がいいのは、心身ともに若くて健康である証。実は、**実年齢より若く見える人は長生きする**ことが、研究からもわかってきました。

ヒトの老化のスピードはみな同じではなく、生物学的に1年に2・44歳も歳を取る人がいる一方、1年で0・4歳しか歳を取らない人もいます。そこに関わるのが腸内環境です。同窓会で久しぶりに会った旧友が年齢を感じさせずに若々しく見える一方で、「自分はずいぶん老けたな」と感じたら、腸の乱れが起こっているのかもしれません。

見た目の違いをつくっている大きな要素の一つがセロトニンです。腸内に酪酸菌が多く、セロトニンが活発につくられている人は、**セロトニンが持つ抗重力筋の働きによって姿勢がよくなり、表情も明るくなる**ことが判明しています。

また、**乳酸菌は皮膚の角層に作用して水分保持をコントロールし、適度な潤いを保つことがわかっています。**「肌は腸の調子を映す鏡」ともいわれます。若々しい肌は良好な腸内環境によってもたらされているのです。**【酪酸菌を増やす食材はP71、乳酸菌を増やす食材はP93を参照】**

●口臭・おならが臭い

ひとくちに「口臭がある」「おならが臭い」といっても、原因はさまざま。しかし、そこには重大な病気が隠れていることもあり、「におい」は、健康寿命のバロメーターとなっています。口臭には、口腔内細菌「フソバクテリウム・ヌクレアタム」が関与しています。**フソバクテリウム・ヌクレアタムは歯周病菌で、硫化水素を発生させ、口臭のもとになっています。この菌は大腸がんや食道がん、すい臓がんと関係しています。歯磨きをよくしてフソバクテリウム・ヌクレアタムを減らすと、食道がんも減ることがわかっており、脂肪を控えた日本食中心の食事にすることでも、改善が見られます。**おならが臭いとしたら腸が異常なサイン。たとえば善玉菌が栄養を分解できる能力には限界があり、それ以上の肉や卵などのたんぱく質が腸に入ると、悪玉菌によって分解され、硫黄のようなにおいを発生させます。また、便秘により腸がスムーズに動かないと便が異常発酵して、臭いガスを発生させることがあります。さらにはSIBOで小腸に増える細菌により硫化水素がたまっている場合も。においにはさまざまな情報が詰まっているのです。**【日本食についてはP114、低FODMAPの食材はP107を参照】**

5章

長生き腸をつくる生活習慣

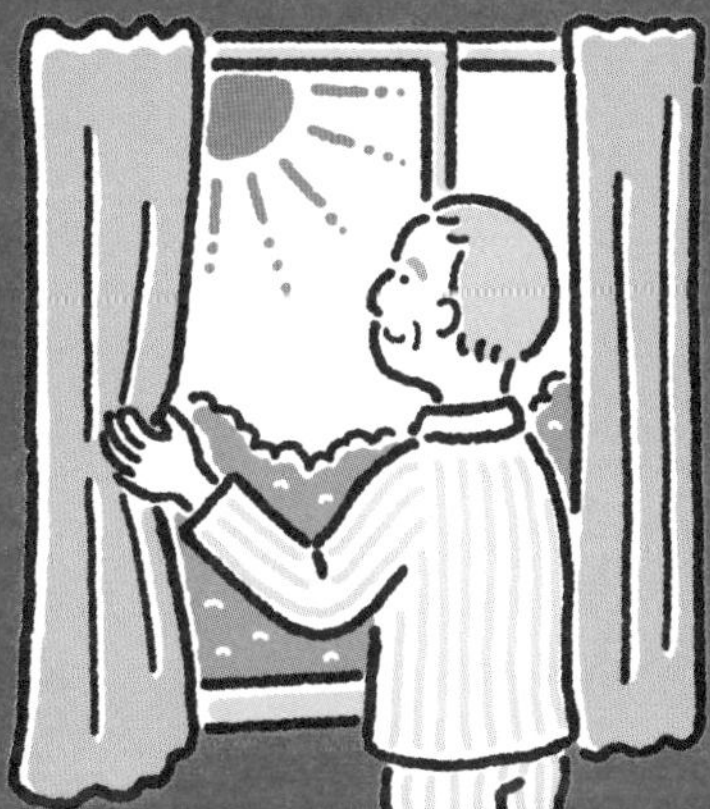

眠りの質を上げて、より効果的な腸活を

ここまで、長生きするための食事法や気になる病気について見てきました。ここからは、さらによい腸に近づくために、生活習慣についてもご紹介していきます。

まず大切なのが睡眠です。人生の3分の1は睡眠で占められており、実は**腸が睡眠にかなり影響しています。**

睡眠障害のマウスの便を、別のマウスに移植すると、便移植を受けたマウスは不眠症になります。つまり、「不眠は便で感染する」のです。

これは腸内細菌が睡眠に大いに影響を与えている証拠です。しかも睡眠障害になったマウスは、腸もれを起こし、腸内細菌の毒素が血液に循環するようになります。その結果、肥満になり、インスリンの効きも悪くなり、糖尿病のリスクが高まります。いかに睡眠と腸が密接な関係にあるか、おわかりいただけたでしょう。

また、ご長寿菌がつくり出す短鎖脂肪酸（酪酸、酢酸など）が、睡眠の質を上げ

てくれます。酪酸菌とロイテリ菌（乳酸菌の一種）は、ストレス性の睡眠障害を改善させることがわかっています。

さらに、前述した**地中海食は、高齢者の不眠を改善させます。**地中海食はEPAやDHAを含んだオメガ3系の「不飽和脂肪酸」が豊富で、これが睡眠の質を高めます。特にサーモンを週3回摂ると睡眠が改善します。

ぐっすり眠ることが長寿へつながります。次のような行動も、睡眠に効果的です。

●寝る前に自分をほめてリラックス

心配ごとについて就寝前にくよくよ思い悩むと、余計に眠りづらくなり、疲労を蓄積しやすくなります。お休み前は、自分をほめる習慣を持つといいでしょう。

●朝日を浴びてメラトニンをつくる

不眠に悩む人は、心地よい眠りを誘発する「メラトニン」を生成するために、朝日を浴びるのが有効です。メラトニンの分泌は、太陽の光を目に取り込んでから14時間後に始まります。「目覚めたらまずカーテンを開ける」を習慣づけましょう。

大腸がんのリスクを下げる1日15分の運動

「きつい」と感じない程度の運動をしている人の腸内では、酪酸を産生する「ご長寿菌」（フェカリバクテリウム・プラウスニッツィ、ラクノスピラ、ブラウチアなど）が増え、病気と直結する「老いる菌」が減少します。**運動は腸の乱れを防ぐ**のです。

また、「1日に6時間以上座っている人の寿命は短い」というデータもあります。しかし、現在の日本人は、世界のどの民族よりも座っている時間が長い民族（1日平均7時間）。座っている時間が長いと、すい臓がんをはじめとする、すべてのがんのリスクが高まります。

この「座りっぱなしリスク」の根拠には、「腸内細菌の乱れ」があります。長時間座っていると、短鎖脂肪酸をつくり出す腸内細菌（ご長寿菌）が減少。腸内フローラが乱れて、体が病気の方向に傾くのです。

さらに言えば1日15分だけでも、少し息が切れるくらいの運動をすると、死亡率が14％も下がるというデータもあります。この運動効果をさらに高めるには、自分の腸の状態に合わせた運動をすることが大切です。

下痢気味の人はウォーキング、階段上り、体操など、あまり体に負担をかけない軽い運動を。椅子に座ったまま、つま先・かかとを上げる、片方ずつ足を持ち上げる、足踏みするといった体操も効果があります。大切なのは、常におなかの筋肉を意識しつつ、背筋を伸ばして行うことです。正しい姿勢を保ちながらていねいに足を動かすことで、腸腰筋（腰回りの筋肉）がしっかり鍛えられます。

便秘気味の人はスクワット、壁に手をついて腕立て伏せ、ジョギングなど、筋力をつけたり速く動いたりする運動がおすすめです。椅子に座ってボクシングの動き（拳を握って、両手で交互にパンチを出す）をするのも効果的。このときは腸の振動を意識するのがポイントです。音楽を流しながら行うと、リズムに乗って楽しくできそうですね。

ただし、どの運動も死亡率を下げる効果があるのは、最大１００分までということがわかっています。くれぐれもがんばりすぎずに長く続けましょう。

ぬるめのお湯に浸かる習慣で腸の不調をセルフケア

お風呂でできる腸活の基本は、「湯船に浸かること」。**シャワーだけで済ませず、お湯にゆっくり浸かって体の深部まで体温を上げ、腸を温めましょう。**そうすれば、血流が促され、腸の動きが活性化されます。シャワーのみだと腸が温まりにくいため、血流が悪くなり、腸管の動きが低下して免疫力が低下。腸の冷えはさまざまな体の不調の原因となるばかりか、大病を招いてしまうことがあります。

入浴する際は、**お湯の温度を38度程度のぬるま湯に。15分ほどを目安に湯船に浸かると、副交感神経が優位になってリラックスでき、血流も促進されます。**腸への血液量が増えることによって、腸管の動きが活発になります。さらに、全身が湯船に浸かることで内臓に水圧がかかり、それが刺激となって腸の動きがさらに活発になるというメリットもあります。特に冷え性と便秘のダブルパンチで悩んでいる方は、ぜひ今日から湯船に浸かってください。

入浴に関してやってはいけないのは、熱いお湯に長時間浸かること。疲れてしまい、かえって血液の流れが悪くなり、交感神経が優位になることで体が緊張して、腸の動きが悪くなってしまいます。腸の働きを活性化させる「ぬるめのお風呂」を習慣化し、腸内環境を整えましょう。

腸をよりリラックスさせるためには、入浴中に好きな音楽を聴いたり、好きな入浴剤を入れたりするのもおすすめです。**市販の入浴剤を入れるなら、炭酸入りのものを選んではいかがでしょうか。**炭酸ガスが溶け込んだお湯は38度程度でもじわっと温まって血流改善効果が期待できます。

お風呂の中でできるストレッチ法にも注目です。湯船に浸かったまま仰向けになり、片手ずつギュッと握って力を入れたあと、フワッとゆるめてみてください。両足も同じように力を入れてからゆるめます。そうやって意図的に緊張状態をつくったうえで力を抜くと自律神経が整い、心の緊張もほぐれて快眠効果を期待できます。お風呂でやるとのぼせそうな人は、ベッドや布団の上でやっても同じ効果が得られますので、お休み前の習慣にしてもいいかもしれません。

快便をもたらす朝のルーティンを確認

朝からお通じがスムーズだと、それだけで気分がいいものですよね。それもそのはず、**快便だと脳内から「エンドルフィン」という脳内麻薬が出るのです。**これは、モルヒネの数倍の鎮痛効果があり、気分を高揚させて、前向きになるといわれます。**目指すは「1分以内にスルッと出て、便が残っている感じがない状態」**です。そのためにぜひ実践していただきたい「5つの朝の習慣」をご紹介します。

1．必ず朝ご飯を食べる

私たちの体には、「食べ物が胃に入ると、反射的に腸管が動き出す」というしくみが備わっています。これはいつでも起こる反応ですが、特に朝に起こりやすいことがわかっています。朝食で、腸を動かすスイッチを入れましょう。

2．とりあえず5分間トイレに座る

「朝食後の5分間はトイレタイム」と決め、便意がなくてもとにかくトイレに行きましょう。排便リズムを習慣化して体に覚えさせることで、少しずつ便が出るようになります。ただし、連続して5分以上はいきまないこと。いきみすぎると血圧が急上昇する場合があります。また、肛門から直腸が飛び出す「直腸脱」という病気になりかねないので注意してください。

3．出やすい姿勢で座る

便座に座るときのポイントは、かかとを上げて、前傾姿勢になることです。この姿勢だと直腸から肛門までがまっすぐになり、便が出やすくなります。体を左右にひねりながらいきむのもおすすめです。

4．冷水で手・顔を洗う

5分以内に便意を感じない場合は、冷たい水を手や顔にかける「冷感刺激」が効果的です。自律神経が刺激され、腸神経にも作用して便意を催すことがあります。

5．常温の水を飲む

便秘気味の人は普段からこまめに水を飲みましょう（目安は1日1・5ℓ）。腸の血液量を増やし、便を軟らかくして出しやすくする効果があります。

ペットや孫と笑顔になれる機会が増えるほど、腸も元気になる！

「孫やペットと過ごしていると、何となく調子がいい」と感じたことはありませんか。それは気のせいではなく、本当にいい変化が体に起こっています。前述したように腸は脳とつながっており（腸脳相関）、人が「愛おしい」「幸せ」と感じると、脳から「愛情ホルモン」と呼ばれるオキシトシンが分泌され、乱れていた自律神経のバランスが整うのです。その結果、腸の動きもよくなります。

遠くにいてなかなかお孫さんに会えないときは、ビデオ通話をしたり、送ってもらった動画を見たりするといいでしょう。犬や猫が好きな人は、動物の動画を見るだけでも効果があります。**自分にとって愛おしい存在がいるというのは、それだけ腸にもいい影響を与えるのです。**腸を整えるオキシトシンを出すには「加味帰脾湯《かみきひとう》」という漢方薬を活用するのも手です。

また、「幸せホルモン」セロトニンも腸内環境を安定させます。セロトニン分泌のためには、何かしら趣味を持つこともおすすめです。腸はみなさんが思う以上にデリケート。たとえばちょっとした嫌なことが心に引っかかり、それが原因でおなかが痛くなることもあるほどです。そういう場合も**心から打ち込めるものがあると、「今は好きなことに集中しよう」と気持ちをリセットでき、脳内のセロトニン量が増えてストレスがやわらぎ、腸への負担が軽くなるのです。**特に、声を出して笑うとセロトニンの分泌が活発になり、腸のコンディションが整いやすくなります。仲のいい友達とおしゃべりしながら笑い合ったり、コメディー映画を見て爆笑したり。そんなひと時が腸にも「幸せ作用」をもたらします。人は大人になり、歳を取るにつれて「笑わなくなる」傾向があるそうですが、実は、そうした傾向が腸の病気の一因とも考えられ、寿命に関わる可能性もあります。**実際、「笑顔の度合い」が大きい人ほど長寿だという報告があります。**ストレスが多く、しかめっ面になりがちな人ほど、意識して笑う機会をつくることが腸活につながります。口角を上げて「笑顔をつくる」だけでもセロトニン分泌効果があります。自分の笑顔が周囲の人の笑顔をつくり、みんなの腸が元気になっていくことを願います。

おわりに

かつて東北大学医学部衛生学教授、近藤正二博士は、昭和10年（1935年）から36年の歳月をかけ、日本全国の990町村を巡り、長寿の村、短命の村について調査されました。

結論は、「長寿は、食が決めている」というものでした。海藻や緑黄色野菜、大豆の食生活がある地域には長生きの人が多かったのです。それはまさに腸を整える食事にほかなりません。

本書は、近藤博士が50年以上前に出した結論に、最新の科学的根拠を基に、腸に焦点を当てメスを入れた内容になっています。食生活が腸という重要な臓器に影響を与え、寿命を大きく左右するのです。いわば、現代版「養生訓」といえるでしょう。

食生活の変化により、現代の日本では大腸がんを筆頭に、腸を原因とした病気や不調に苦しんでいる人が非常に多いのが現状です。過敏性腸症候群やSIBOといった言葉を聞くことも増えたのではないでしょうか。

今こそ、腸を整えることで、国民が真に健康になり、飛躍する時です。

私の曾祖母《そうそぼ》は、93歳まで健康長寿を全うした腸が強い人でした。そして私に「医者になって、医者のいないこの故郷に帰ってきて人を救ってほしい」と道を示してくれた人です。最後は家の畳の上で、まだ中学生だった曾孫《ひまご》の私に手を握られながら老衰で亡くなりました。今も、そのシワの多かった手のぬくもりが残っています。

私はその言いつけどおり、医師になって故郷に帰り、赤ん坊だった私を抱いてあやしてくれた故郷の人たちのたくさんの大腸がんを早期に診断できました。本当の永遠の命とは、こうやって時を超えて引き継がれていくメッセージなのかと思います。

そんな曾祖母が、もし、今、生きてくれていたら、医師となった私が、「現代の医学に沿ってどんなアドバイスをするか」を考えながら書きました。

この本が、読者のみなさんにとって次世代につなぐ命のメッセージとなることを祈ります。

日本の高齢者に幸あれ。

医学博士　江田証

「ご長寿菌」を増やす食材リスト

長生きするために欠かせない5つの腸内細菌と、その菌を増やす食材をおさらい！ 毎日の生活にこの一覧を役立ててください。

▶P58

1 がんや動脈硬化を防ぎ、免疫力も上げる 酪酸菌

酪酸菌自体を含むものは少ないため、酪酸菌のエサになる水溶性食物繊維を摂るのがおすすめ。特に、海藻類や豆類、根菜を積極的に選んで。

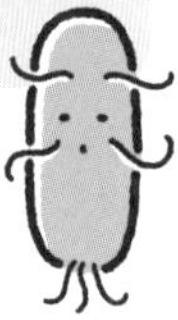

- アズキ
- エノキ
- キウイ
- 玄米
- ゴボウ
- コンブ
- シイタケ
- シメジ
- 臭豆腐
- ダイコン
- 豆腐
- 納豆
- ナメコ
- ニンジン
- ぬか漬け
- ノリ
- バナナ
- ヒジキ
- マイタケ
- 蒸し大豆
- メカブ
- もち麦
- ライ麦パン
- リンゴ
- ワカメ

など

▶P72

2 腸のバリア機能が高まり、抗がん剤の効果もアップ！ アッカーマンシア・ムシニフィラ

クランベリーなどのベリー系のポリフェノールや、リンゴに含まれるプロシアニジン、緑茶の中のエピガロカテキンガレートが有効。

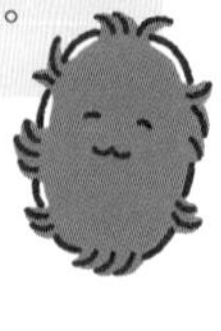

- イチゴ
- カシス
- クランベリー
- ブドウ
- ブルーベリー
- 緑茶
- リンゴ

など

▶P80

3 腸の炎症を抑えたり、体の代謝を上げたりする フェカリバクテリウム・プラウスニッツィ

モズクやメカブのような、緑と黄色が混ざった茶色っぽい海藻が効果的。さらに、フラクトオリゴ糖を含む食材もおすすめ。

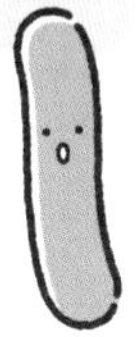

- アカモク
- アスパラガス
- アラメ
- 高カカオチョコレート
- ゴボウ
- コンブ
- スイカ
- タマネギ
- トマト
- バナナ
- ヒジキ
- メカブ
- モズク
- 桃
- ヤーコン
- ワカメ

など

▶P86

4 病原菌などから体を守るだけでなく、美肌にも貢献 乳酸菌

生きたまま腸に届かせたいなら非加熱が◎。ただし死んだ菌もほかの善玉菌のエサに。漬け物類は丈夫な植物性の乳酸菌が豊富。

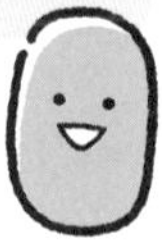

- キムチ
- サラミ
- ザワークラウト
- しょうゆ
- すぐき漬け
- チーズ
- 豆乳ヨーグルト
- 生ハム
- なれずし
- ぬか漬け
- みそ
- ヨーグルト

など

▶P94

5 腸もれを予防し、認知機能の改善も期待できる！ ビフィズス菌

ヨーグルトから菌を摂るなら、表示があるものを選ぶこと。オリゴ糖や水溶性＆不溶性食物繊維を含む食材は、ビフィズス菌のエサに。

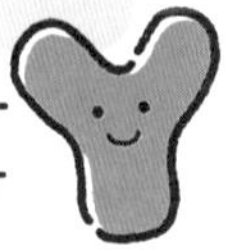

- アスパラガス
- アボカド
- オクラ
- カリフラワー
- きな粉
- 切り干しダイコン
- 玄米
- ゴボウ
- サツマイモ
- ジャガイモ
- タマネギ
- ネギ
- バナナ
- プルーン
- ブロッコリー
- 干しシイタケ
- ミカン
- ヨーグルト（ビフィズス菌入りのもの）

など

※そのほか、酪酸菌を増やす食材の、豆＆豆製品、穀物、きのこ、根菜＆果物もチェック！

江田 証　えだ・あかし

医学博士。江田クリニック院長。日本消化器病学会奨励賞受賞。自治医科大学大学院医学研究科修了。日本消化器病学会専門医。日本消化器内視鏡学会専門医。日本抗加齢医学会専門医。日本ヘリコバクター学会認定ピロリ感染症認定医。米国消化器病学会（AGA）インターナショナルメンバーを務める。消化器系がんに関連するCDX2 遺伝子がピロリ菌感染胃炎で発現していることを世界で初めて米国消化器病学会で発表し、英文誌の巻頭論文として掲載される。毎日、全国から来院する患者さんを胃内視鏡、大腸内視鏡で診察し、おなかの不調を改善することに生きがいを感じている消化器病専門医。愛する故郷の人々をたくさん胃がんで失ったことから医師を志す。1人でも多くの胃腸の不調で悩む日本人を救っていくことがミッション。『世界一受けたい授業』（日本テレビ系列）などテレビ、ラジオ出演多数。『腸を治す食事術』（小社刊）など著作累計出版部数は90万部を超え、中国、韓国、台湾などで6冊の本が翻訳・出版されている。

江田クリニックHP：http://www.edaclinic.com/

[Staff]
装丁：OKIKATA（山之口正和＋齋藤友貴）
デザイン：中野由貴
イラスト：佐々木恵子
レシピ制作：落合貴子
DTP：濱先貴之
編集：中田絢子、宮嶋尚美
協力：smile editors

60歳で腸は変わる
長生きのための新しい腸活

2024年 3 月15日　初版発行

著　者　江　田　証
発行者　富　永　靖　弘
印刷所　誠宏印刷株式会社

発行所　東京都台東区 台東２丁目24　株式会社　新星出版社
〒110－0016　☎03（3831）0743

ISBN978-4-405-09449-9